RECHERCHES

SUR

L'ALBUMINURIE DES FEMMES ENCEINTES

PAR

Le Dr Charles-Henri PETIT,
Né à Charleville (Ardennes),
Ancien interne en médecine et en chirurgie des hôpitaux de Paris,
Membre de la Société anatomique.

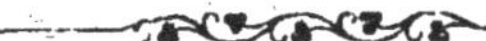

PARIS
A. COCCOZ, LIBRAIRE-EDITEUR,
RUE DE L'ANCIENNE-COMÉDIE, 11

1876

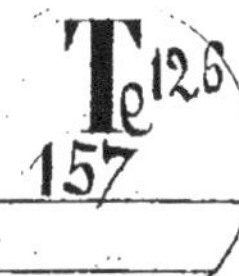

RECHERCHES

SUR

L'ALBUMINURIE DES FEMMES ENCEINTES

RECHERCHES

SUR

L'ALBUMINURIE DES FEMMES ENCEINTES

PAR

Le Dr Charles-Henri PETIT,

Né à Charleville (Ardennes),
Ancien interne en médecine et en chirurgie des hôpitaux de Paris,
Membre de la Société anatomique.

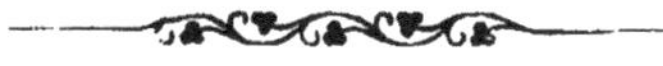

PARIS

A. COCCOZ, LIBRAIRE-EDITEUR,

RUE DE L'ANCIENNE-COMÉDIE, 11

1876

RECHERCHES

SUR L'ALBUMINURIE

DES FEMMES ENCEINTES

———<><>———

INTRODUCTION

Cette thèse est un extrait d'une étude étendue que j'ai entreprise sur l'albuminurie des femmes enceintes et l'albuminurie des suites de couches, d'après les recherches que j'ai faites et les observations que j'ai recueillies en 1874, à l'hôpital Saint-Antoine, dans le service de M. le docteur Peter, dont j'avais alors l'honneur d'être l'interne. J'avais espéré pouvoir présenter cette étude tout entière comme dissertation inaugurale, mais des circonstances indépendantes de ma volonté m'ont empêché d'en terminer la rédaction aussitôt que je l'aurais désiré, et, quel que soit le regret que j'éprouve à scinder la publication d'un travail qui m'a coûté beaucoup de temps et beaucoup de peine, je me vois obligé aujourd'hui de n'en soumettre qu'une partie à mes juges, sous peine de retarder encore l'accomplissement, déjà trop ajourné à mon gré, de la dernière formalité qui me sépare du doctorat.

Je ne traiterai donc ici que de quelques points relatifs à l'albuminurie gravidique. Les conditions dans lesquelles ont été recueillies les urines examinées, et les procédés employés pour y rechercher l'albumine, [seront l'objet d'un chapitre préliminaire. Viendra ensuite, à proprement parler, le corps de ma thèse, composé de trois chapitres. Le premier aura trait à la fréquence de l'albuminurie et à l'influence du travail de l'accouchement sur son apparition; le second à sa fréquence suivant les âges et les conditions de primiparité ou du multiparité; le troisième, aux rapports de la leucomurie avec le sexe et le volume des enfants. Enfin, sous le titre de Conclusions, je résumerai les résultats auxquels m'a conduit l'étude de ces différentes questions.

L'idée première de ces recherches sur l'albuminurie m'a été suggérée par M. Peter, et c'est, comme je l'ai dit, dans son service que j'ai rassemblé tous les matériaux de ce travail. Que mon excellent maître veuille bien en accepter l'hommage, comme une faible expression de ma reconnaissance pour ses savantes leçons, et pour la bienveillance qu'il m'a toujours témoignée pendant les deux années que j'ai passées sous sa direction, comme externe d'abord, et plus tard comme interne.

CHAPITRE PRÉLIMINAIRE

---

§ Ier. — Conditions dans lesquelles ont été recueillies les urines examinées.

Pour pouvoir compter sur les résultats d'une recherche d'albumine dans l'urine d'une femme enceinte ou en couches, on sait qu'il est de toute nécessité de recueillir ce liquide avec la sonde, afin de l'avoir exempt du mélange des fluides vaginaux. C'est une précaution indispensable, sur laquelle ont insisté, entre autres auteurs, Cahen (1) et M. Blot (2); et je l'ai toujours prise, sauf dans les cas, peu nombreux et très-tranchés, où j'ai fait conserver l'urine des vingt-quatre heures pour des dosages. Mais alors, ou bien il n'y avait pas d'albumine du tout, malgré l'absence de cette précaution, et le résultat n'en était que plus probant; ou bien il y en avait une quantité telle, que le mélange des liquides vaginaux à l'urine ne pouvait être mis en cause pour l'expliquer. D'ailleurs, dans tous ces cas, j'avais toujours constaté préalablement l'état de l'urine sur des échantillons obtenus par le cathétérisme.

Les urines recueillies avant l'accouchement ont toujours été prises indistinctement; les malades étaient sondées dès leur

---

(1) Cahen. Thèse de Paris, 1846, n° 100. *De la Néphrite albumineuse chez les femmes enceintes.*

(2) H. Blot, *De l'Albuminurie chez les femmes enceintes*, etc. Thèse de Paris, 1849, n° 229.

arrivée par l'infirmière du service, qui ne faisait pas de choix. Je n'ai pu recueillir qu'un nombre d'observations de beaucoup inférieur à celui des femmes accouchées dans notre salle, à cause de la difficulté qu'il y avait à obtenir que le cathétérisme fût pratiqué chez toutes dès leur entrée : il n'y avait pas toujours là quelqu'un qui sût sonder, ou l'on oubliait de le faire ; ou bien encore le travail était trop avancé pour que cela fût possible ; quelquefois, enfin, les malades nous étaient amenées du dehors complétement délivrées. Dans ces diverses circonstances, j'ai souvent fait prendre de l'urine après l'accouchement, à une époque plus ou moins rapprochée de la délivrance, et, dans la majorité des cas, avant qu'il y ait eu aucune émission de ce liquide ; de cette façon, si les reins avaient laissé filtrer de l'albumine pendant le travail, je devais la trouver dans cette première urine. J'ai eu soin de mentionner cette particularité dans mes notes, et j'en tiendrai compte dans l'étude de mes résultats. Toutes ces irrégularités, ainsi que l'élimination des observations dans lesquelles l'analyse chimique n'était pas concluante (Voir plus loin : *Procédés chimiques*, p. 10) influeront sur mes relevés, et ne me permettront pas de les présenter comme une statistique absolument rigoureuse, ce que j'avais d'abord espéré pouvoir faire.

§ II. — Procédés chimiques employés.

Il est de toute nécessité, pour qu'on puisse juger de la valeur de mes résultats, que j'indique par quelles méthodes d'analyse je les ai obtenus ; c'est ce que je vais faire sommairement, et en évitant prudemment toute discussion de ces méthodes, que je me déclare incompétent à juger.

J'ai procédé tout d'abord comme on le fait journellement pour la recherche de l'albumine, traitant successivement l'urine par la chaleur, par l'acide nitrique, et par la chaleur après action préalable de l'acide nitrique. Mais on sait que ce procédé n'est pas toujours suffisant, du moins entre les mains d'un expérimentateur peu versé dans les manipulations chimiques ; aussi m'a-t-il plus d'une fois laissé dans le doute et sans conclusion précise.

J'y ajoutai l'épreuve de l'urine par un réactif vanté dans ces dernières années, l'acide picrique en solution concentrée, et cela me fut fort utile comme moyen de contrôle, dans les cas où les autres réactifs ne fournissaient que des résultats équivoques.

Malgré tout, je me vis encore maintes fois en face de difficultés que je ne savais tourner. J'eus alors recours à M. Chastaing, interne en pharmacie du service, qui m'avait bien souvent, avec la plus grande complaisance, aidé de ses connaissances en chimie ; et, embarrassé que j'étais de faire moi-même un choix parmi les nombreux procédés de recherche de l'albumine indiqués par les auteurs, je le priai de me donner une marche à suivre, qui me permît de trouver l'albumine rapidement, en me mettant autant que possible à l'abri des erreurs.

Voici les indications qu'il eut la bonté de me fournir, et auxquelles je me suis conformé depuis :

1° Si l'urine n'est pas limpide, la filtrer, pour éviter les erreurs et juger plus facilement des réactions.

2° S'assurer avec le papier de tournesol, bleu ou rouge, de la réaction de l'urine.

3° Si l'urine est acide, employer les moyens ordinaires. (Chaleur, acide nitrique.)

4° Si l'urine est neutre ou alcaline, ajouter quelques

gouttes d'acide acétique et chauffer. S'il se produit un aspect louche immédiatement après l'action de l'acide acétique, il faut filtrer le liquide avant de chauffer.

I. Il ne se forme pas de précipité. *Pas d'albumine.*

II. Il se forme un précipité ; ajouter alors quelques gouttes d'acide chlorhydrique.

a. Le précipité disparaît. — Il est probablement dû à des phosphates ou à des urates, que l'examen microscopique d'une autre portion du précipité permettra de reconnaître.

b. Le précipité ne disparaît pas. — Ajouter alors beaucoup plus d'acide chlorhydrique et chauffer de nouveau. Le précipité disparaît peu à peu, et la liqueur prend une teinte légèrement violette. *Albumine.*

5° Dans tous les cas, l'iodure double de mercure et de potassium en solution dans l'acide acétique et l'eau distillée (formule de Tanret) donnera un précipité dans une urine albumineuse, pourvu toutefois que la malade n'ait pas pris de sulfate de quinine ou quelque autre alcaloïde.

J'ai conservé par écrit toutes les réactions obtenues dans mes divers essais d'urines ; avant que je n'établisse le tableau d'ensemble sur lequel ont été faits mes relevés, M. Chastaing a eu l'extrême obligeance de réviser ces notes avec moi, et nous avons éliminé tous les cas dans lesquels l'épreuve n'était pas assez nette pour permettre de conclure sûrement à la présence ou à l'absence de l'albumine. Si donc je puis aujourd'hui faire connaître mes recherches sans me défier des résultats des essais chimiques qui en sont la base, c'est à lui que je le dois, et je suis heureux de lui en exprimer ici ma vive reconnaissance.

CHAPITRE PREMIER

FRÉQUENCE DE L'ALBUMINURIE GRAVIDIQUE. — INFLUENCE DU
TRAVAIL DE L'ACCOUCHEMENT SUR SA PRODUCTION.

§ Ier. Je déterminerai tout d'abord combien il s'est rencontré d'albuminuriques parmi les femmes grosses dont
l'urine a été examinée, soit pendant la gestation, soit pendant le travail, soit peu de temps après la délivrance. Le
chiffre, ou plutôt le rapport ainsi obtenu exprimera la
fréquence brute du phénomène qui nous occupe. Mais
j'obtiendrai ce chiffre en rassemblant des faits qui, bien
qu'identiques dans leur essence, ne sont pas absolument com-
parables au point de vue de leur origine, et l'on ne pourra
considérer la proportion à laquelle je serai ainsi conduit,
que comme une de ces données générales, à l'énoncé desquelles il est nécessaire d'ajouter des corollaires correctifs
visant les cas particuliers. Il me faudra donc revenir sur
les éléments de ce premier calcul, les trier, et en former des
groupes homogènes, dont l'examen nous fournira des résul-
sultats plus significatifs.

Je m'explique et je précise.

Les urines sur lesquelles ont porté mes analyses ont été
recueillies à des époques très-diverses de la gestation, tantôt
en dehors de tout travail, tantôt à une période plus ou moins

avancée de celui-ci, tantôt enfin peu de temps après la délivrance, avant la première miction spontanée.

Or, d'une part, les conditions pathogéniques à l'influence desquelles l'apparition de l'albuminurie peut être attribuée varient sensiblement, soit comme nature, soit comme intensité d'action, pendant le long espace de temps qui s'écoule depuis la conception jusqu'au terme de la grossesse. Quelques considérations théoriques feront mieux comprendre ma pensée. L'action mécanique exercée par l'utérus gravide sur la circulation des reins ne peut, on le sait, être invoquée qu'à partir du moment où l'organe gestateur s'est élevé suffisamment hors du petit bassin, pour venir comprimer les veines rénales et la veine cave inférieure ; mais dès lors, elle doit aller croissant de jour en jour, au fur et à mesure du développement du fœtus. Si, à l'exclusion de cette théorie, on admet, comme cause de la filtration de l'albumine à travers le rein, une altération du sang ou une hypérémie rénale en rapport avec la nutrition fœtale, cette altération du sang ou cette hypérénie rénale auront encore évidemment d'autant plus de chances de se produire ou de s'accroître, que le développement du fœtus sera plus considérable et la circulation utérine plus active (1).

(1) « ... Parce que l'uropoïèse est d'autant plus augmentée que le fœtus a plus de besoins, c'est-à-dire plus de masse, c'est-à-dire qu'il est plus âgé, ou, en d'autres termes, que la grossesse est elle-même plus avancée, la sérumurie (albuminurie) et l'éclampsie sont plus fréquentes au moment de l'accouchement qu'au début du neuvième mois, au neuvième mois qu'au huitième, et ainsi de suite jusqu'au cinquième mois, où commencent à se montrer les attaques d'éclampsie. » (Peter. Leçons sur l'éclampsie puerpérale. *Annales de Tocologie*, numéro de mai 1875, p. 284.)

Je n'insiste pas davantage, car je ne veux nullement, il est facile de le voir, entrer quant à présent dans la discussion des théories de l'albuminurie gravidique; ces quelques réflexions suffisent d'ailleurs pour justifier ce que j'avançais tout à l'heure, sur les variations des conditions étiologiques du phénomène aux diverses époques de la gestation. Il est donc nécessaire, pour éviter de mêler des faits qui ne sont pas susceptibles d'une interprétation causale identique, de commencer par tenir compte de l'époque de la grossesse à laquelle ils ont été observés.

D'autre part, lorsque le travail se déclare, une autre cause intervient, qui peut, ou exagérer une albuminurie préexistante, ou donner à elle seule naissance à ce phénomène : nous voulons parler des efforts de la parturition. Lever, il y a plus de trente ans, avait admis deux variétés d'albuminurie des femmes grosses : dans la première, l'urine est albumineuse pendant la grossesse; dans la seconde, elle le devient pendant le travail; mais il paraît avoir eu exclusivement en vue une distinction symptômatique, qu'il établit d'ailleurs fort nettement, et il n'interprète pas ces albuminuries du travail au point de vue étiologique (1). MM. Devilliers et Regnauld avancent que, dans les cas d'albuminurie chez les femmes grosses, la quantité d'albumine augmente chez toutes d'une manière sensible pendant le travail (2). M. Blot a remarqué que l'albuminurie se produisait quelquefois pendant quelques instants seulement au moment de l'accouchement, et qu'elle augmentait assez fréquemment pendant le travail, et il rapporte nettement le phénomène à l'influence

(1) Lever, *Guy's Hospital Reports*, 1843, p. 513. (Le passage est traduit dans la thèse déjà citée de Cahen, p. 53.)

(2) Recherches sur les hydropisies chez les femmes enceintes. (*Arch. gén. de méd.*, 4ᵉ série, 1848, t. XVII, p. 65.)

du travail qui, par suite des efforts qu'il nécessite, produit une congestion passive ou mécanique des reins (1). Et M. Bailly (2), examinant les résultats des observations de M. Blot (41 albuminuriques sur 205 femmes, dont l'urine a été examinée indistinctement, à mesure qu'elles se présentaient à la salle d'accouchement de la Maternité), s'exprime ainsi : « C'est donc une proportion exacte de 1/5, chiffre as-
« surément considérable, et qui tient, sans doute, à ce que
« toutes les femmes sur lesquelles ont porté les recherches de
« Blot, se trouvaient déjà placées sous l'influence du travail,
« dont les efforts ont pour effet de congestionner fortement
« les reins et d'en troubler les fonctions. Pendant la grossesse
« et les couches, le nombre des albuminuriques serait proba-
« blement trouvé moindre ; mais c'est là, de notre part, une
« simple hypothèse, car les documents sur ce point de
« pathologie font encore entièrement défaut. Il existe ici une
« lacune dans l'histoire de l'albuminurie puerpérale, et il y a
« lieu d'engager ceux que leur position met à même de pou-
« voir la combler, à faire examiner, au point de vue de la
« présence ou de l'absence de l'albumine, les urines d'un
« grand nombre de femmes à toutes les époques de la gros-
« sesse, du travail ou des couches. »

J'ai donc noté avec soin si les femmes dont j'analysais l'urine étaient ou non en travail, ou bien si l'analyse n'avait porté que sur la première urine après l'accouchement (3), et j'aurai à compter encore, dans l'étude des faits que j'ai rassemblés, avec cette considération du moment auquel a été recueillie l'urine examinée.

(1) Th. citée, articles Étiologie, Marche, Durée du phénomène.
(2) Article Éclampsie du *Dictionnaire de médecine et de chirurgie pratiques*, t. XII, p. 315 et 316.
(3) Voy. Chapitre préliminaire, § I, p. 8.

Ceci posé, je procéderai de la manière suivante pour faire mes relevés statistiques :

Je prendrai d'abord ensemble tous les cas qui se rapportent à la recherche de l'albuminurie gravidique, sans tenir compte, ni de l'époque de la grossesse à laquelle l'urine a été examinée, ni du moment auquel elle a été recueillie; je déterminerai ainsi la fréquence brute du phénomène.

Je grouperai ensuite les faits en catégories correspondant aux époques de la grossesse auxquelles ils ont été observés (mois par mois), sans me préoccuper encore du moment auquel l'urine a été recueillie. Je déduirai de ce classement une première notion sur la fréquence de l'albuminurie aux divers âges de la grossesse, notion encore grossière, on le prévoit bien, mais qui nous sera utile néanmoins, et comme moyen de transition, et comme terme de comparaison avec les résultats définitifs, pour nous donner la mesure de l'erreur qu'on peut commettre en ne tenant pas compte de l'influence du travail.

Puis, dans chacune de ces catégories, j'établirai trois subdivisions :

La première pour les analyses d'urine recueillie en dehors du travail;

La seconde, pour les analyses d'urine recueillie pendant le travail;

La troisième, pour les analyses d'urine recueillie peu de temps après la délivrance (1re urine).

De ce second classement des faits sortiront les résultats définitifs.

La première subdivision nous fera connaître la fréquence de l'albuminurie aux divers mois de la gestation, en dehors du travail, c'est-à-dire la fréquence vraie. La seconde et la troisième nous montreront la fréquence de l'albuminurie à chaque âge de la grossesse, d'après les analyses d'urine faites pendant ou très-peu de temps après le travail.

Nous examinerons ensuite, à l'aide des données fournies par ces divers relevés statistiques, l'influence que le travail exerce sur la production de l'albuminurie.

§ 2. Les analyses qui servent de base à ce chapitre ont porté sur des urines recueillies tantôt pendant la grossesse, tantôt pendant le travail, tantôt peu de temps après la délivrance. Il importe tout d'abord de bien définir la valeur des examens faits dans ces diverses conditions.

L'analyse de l'urine pendant la grossesse, en dehors du travail, révèle les cas d'albuminurie gravidique proprement dite, c'est-à-dire d'albuminurie liée au seul fait de la gestation (réserves étant faites, bien entendu, à l'égard des néphrites de causes banales, qui peuvent atteindre la femme grosse aussi bien, sinon mieux, que tout autre personne).

L'examen de l'urine pendant le travail nous fait connaître, outre les cas d'albuminurie datant de la grossesse et persistant encore au moment de l'accouchement, une partie de ceux qui ne surviennent que pendant cet acte lui-même et par le fait des efforts qu'il nécessite. Je dis une partie seulement, et non tous, parce que nos analyses ayant été faites un peu à toutes les périodes du travail, rarement tout près de sa fin, plusieurs de ces cas d'albuminurie, qui ne se produisent parfois que sous l'influence des derniers efforts de l'accouchement, ont pu nous échapper.

L'analyse de l'urine recueillie après la délivrance, avant que la malade n'ait uriné spontanément, n'est pas passible du même reproche, car nous devons retrouver, dans cette première urine, l'albumine qui peut avoir filtré à travers le rein à un moment très-voisin de l'expulsion du produit; en

un mot, elle nous décèle tous les cas d'albuminurie qui exis-
tent au moment de l'accouchement, que l'altération de
l'urine ait débuté pendant la grossesse ou qu'elle se soit
produite seulement à la fin du travail.

J'avais pensé un instant pouvoir faire rentrer parmi les
cas qui doivent me servir à l'étude de l'albuminurie gravidique, trois cas d'albuminurie constatés seulement à l'examen
de la deuxième urine (urine recueillie alors qu'il y avait déjà
eu miction depuis l'accouchement), et datant manifestement
d'une époque plus ou moins reculée de la grossesse. Mais si
j'agissais ainsi pour les faits positifs, il fallait faire de même
pour les analyses de la seconde urine qui m'avaient donné
un résultat négatif, et cela n'eût pas été sans inconvénient.
En effet, une albuminurie constatée pendant le travail peut
cesser très-rapidement après la délivrance, en quelques
heures, parfois en une heure seulement, ainsi que l'a démontré M. Blot, et alors toute l'albumine qui a été secrétée peut
être expulsée à la première miction, de sorte que l'urine
recueillie un peu plus tard n'en présente plus trace. Or, rien
ne me permettait de savoir si les choses ne s'étaient pas
passées ainsi, dans quelques-uns des cas d'examen de
deuxième urine où je n'avais pas trouvé d'albumine. D'autre part, le choix de la catégorie dans laquelle j'eusse dû
faire rentrer ces cas, positifs ou négatifs, eût été complétement arbitraire; pour ceux qui se rapportaient à des femmes à terme, par exemple, j'aurais eu autant de raisons de
les mettre dans la première catégorie que dans la seconde.
Dans ces conditions, j'ai préféré rejeter résolûment de cette
étude tous les examens de la seconde urine sans exception,
même ceux qui m'ont révélé des albuminuries datant aussi
manifestement que possible de la grossesse.

Mes analyses d'urine forment deux séries bien distinctes,

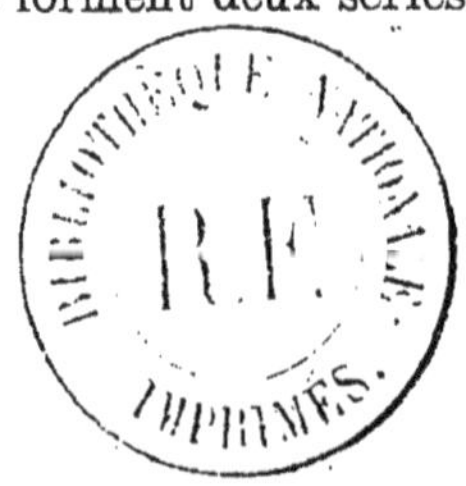

suivant le nombre des renseignements que j'ai groupés autour d'elles; dans la première, il n'a été tenu note que de l'époque de la grossesse à laquelle a eu lieu l'examen; dans la seconde, qui seule me fournira des matériaux pour mon second et mon troisième chapitre, j'ai relevé l'âge des femmes, le nombre de leurs grossesses, le sexe et assez souvent le poids des enfants.

La première série comprend 30 femmes et la seconde 113, dont l'urine a été examinée pendant la grossesse, pendant le travail ou peu de temps après l'accouchement (première urine). C'est donc sur un total de 143 femmes que nous baserons l'étude des questions à la solution desquelles les deux séries peuvent concourir.

a. *Fréquence brute de l'albuminurie gravidique.*

La 1ʳᵉ série comprend 30 femmes, parmi lesquelles 2 albuminuriques.
La 2ᵉ   —   113   —   —   27   —

Total 143   —   —   29   —

Le nombre des albuminuriques est au chiffre total des femmes examinées comme 1 est à 4,9; c'est donc une proportion de très-peu supérieure à 1/5.

J'inscris simplement ce résultat quant à présent; je l'apprécierai plus tard en le comparant aux résultats définitifs.

b. *Fréquence de l'albuminurie gravidique aux divers âges de la grossesse.*

Les examens de l'urine chez mes 143 malades se répartissent de la manière suivante, d'après l'époque de la grossesse à laquelle ils ont été pratiqués. (Tableau A.)

Tableau A.

1ᵉʳᵉ Catégorie.

Femmes à terme, subissant ou venant de subir l'influence du travail.

- 1ᵉ Série... Analyses de l'urine pendant le travail. — 20 cas. 1 alb.
- 2ᵉ Série (1)... Analyses de l'urine pendant le travail ou de la 1ʳᵉ urine. — 85 cas 21 alb.

⟩ 105 cas — 22 alb.

2ᵉ Catégorie.

Femmes au 9ᵉ mois.

- 1ᵉ Série... 8 cas 1 alb.
- 2ᵉ Série... 14 cas 2 alb.

⟩ Ensemble .... 22 „ — 3 „

3ᵉ Catégorie.

Femmes au 8ᵉ mois.

- 1ᵉ Série... 1 cas 0 alb.
- 2ᵉ Série... 5 cas 2 alb.

⟩ Ensemble .... 6 „ — 2 „

4ᵉ Catégorie.

Femmes au 7ᵉ mois.

- 1ᵉ Série... 1 cas 0 alb.
- 2ᵉ Série... 4 cas 0 alb.

⟩ Ensemble .... 5 „ — 0 „

5ᵉ Catégorie. Femmes au 6ᵉ mois .... 3 „ — 1 „

6ᵉ Catégorie. Femmes au 5ᵉ mois .... 1 „ — 1 „

7ᵉ Catégorie. Femmes au 4ᵉ mois .... 2 „ — 0 „

143 Femmes — 144 examens (2) 29 alb.

---

(1) J'ai rangé dans cette série deux femmes en travail qui ne paraissaient pas tout-à-fait à terme.

(2) Le nombre total des examens d'urine est de 144, bien qu'il n'y ait que 143 femmes observées, parceque, chez l'une de ces femmes, l'urine a été examinée deux fois, avant et pendant le travail.

Nous commençons ici à sentir les inconvénients résultant des conditions dans lesquelles nous avons observé, inconvénients que nous avions d'ailleurs prévus, mais qui ne nous ont pas paru suffisants pour nous faire choisir une autre marche que celle que nous avons adoptée. Les femmes qui entraient à l'hôpital étaient presque toutes en travail et à terme; un petit nombre, par suite d'erreurs dans leurs calculs, qui leur faisaient croire leur terme arrivé, ou à cause des malaises de la fin de la grossesse, qui leur faisaient craindre un accouchement à bref délai, se présentaient dans le courant du neuvième mois, non en travail; celles qui venaient à une époque moins avancée de la gestation étaient beaucoup moins nombreuses encore, et presque toujours elles arrivaient en train d'avorter ou d'accoucher prématurément. Nous ne pourrons donc établir sérieusement de proportions que pour les femmes à terme et en travail et pour les femmes au neuvième mois de leur grossesse. Quant aux résultats ayant trait aux autres époques de la grossesse, nous en avons trop peu pour pouvoir penser à les soumettre à un calcul quelconque, même en les prenant tous en bloc.

Les femmes de la première catégorie (femmes à terme, subissant ou venant de subir l'influence du travail) nous fournissent :

Sur 105 cas, 22 albuminuriques, soit une proportion de 1/4,7, ou un peu plus de 1/5.

En calculant sur la seconde série seule, on obtient une proportion plus forte et se rapprochant beaucoup de 1/4; mais en somme l'écart ne porte que sur les décimales du dénominateur de la fraction, et n'est par conséquent pas très-considérable.

Dans la deuxième catégorie (femmes au neuvième mois de leur grossesse), nous trouvons, sur 22 examens d'urine,

3 cas d'albuminurie : proportion à peu près exacte de 1/7, 1/7 juste en envisageant la seconde série seule.

Le relevé des faits que j'ai réunis nous conduit donc aux deux premiers résultats suivants :

(*a*) La fréquence de l'albuminurie chez la femme à terme, subissant ou venant de subir l'influence du travail de l'accouchement, est représentée par le rapport 1/4,7.

(*b*) La fréquence de l'albuminurie gravidique au neuvième mois de la grossesse s'exprime par le chiffre 1/7.

Nous savons que ce ne sont pas encore là des résultats définitifs, mais seulement des éléments de transition et des termes de comparaison qui nous serviront plus tard ; je les note, par conséquent, sans aucun commentaire.

§ 3. *Résultats définitifs. Comparaison avec les résultats primitifs. Influence du travail sur la production de l'albuminurie.* — Reprenons maintenant les catégories du paragraphe précédent, en y faisant intervenir la considération du moment auquel a été recueillie l'urine analysée. Nous obtenons ainsi le tableau ci-contre. (Tableau B.)

En examinant les cinq dernières catégories de ce tableau, on sera peut-être frappé de ce fait, que tous les cas d'albuminurie qu'elles renferment ont été observés pendant le travail ; mais il ne faut voir là qu'une simple coïncidence, et nous ne pouvons, pas plus que tout à l'heure, essayer de tirer aucune déduction d'un aussi petit nombre de faits.

Nous sommes donc, ici encore, réduits à nos deux premières catégories.

— Des 22 femmes de la deuxième catégorie (femmes dans le courant du neuvième mois de leur grossesse), aucune n'était en travail au moment de l'examen de l'urine ; la

Tableau B.

1ᵉʳᵉ Catégorie.

Femmes à terme, subissant ou venant de subir l'influence du travail.
105 cas — 22 alb.

- 1ᵉ Série { Analyses de l'urine pendant le travail. 20 cas 1 alb. }
- 2ᵉ Série { Analyses de l'urine pendant le travail. 68 cas 17 alb. } 88 cas — 18 alb.
- { Analyses de la 1ʳᵉ urine après l'accouchement. 17 cas 4 alb. } 17 " — 4 "

2ᵉ Catégorie.

Femmes au 9ᵉ mois.
22 cas — 3 alb.

- 1ᵉ Série.... 8 cas. 1 alb. { Aucune des Femmes n'était en travail. } 22 " — 3
- 2ᵉ Série.... 14 cas. 2 alb.

3ᵉ Catégorie.

Femmes au 8ᵉ mois.
6 cas — 2 alb.

- 1ᵉ Série... 1 non en travail.... alb. 0 .... 1 " — 0 "
- 2ᵉ Série { 1 non en travail.... alb. 0 .... 1 " — 0 "
- 3 en travail .... alb. 2 .... 3 " — 2 "
- 1 examen de la 1ʳᵉ urine.. alb. 0 .... 1 " — 0 "

4ᵉ Catégorie.

Femmes au 7ᵉ mois.
5 cas — 0 alb.

- 1ᵉ Série... 1 non en travail ... alb. 0 .... 1 " — 0 "
- 2ᵉ Série.... 4 { Toutes en travail ; l'avortement a pu être évité chez une, les 3 autres ont avorté. } alb. 0 .... 4 " — 0 "

5ᵉ Catégorie.

Femmes au 6ᵉ mois.
3 cas — 1 alb.

- 1 non en travail...... alb. 0 .... 1 " — 0 "
- 2 en travail .... alb. 1 .... 2 " — 1 "

6ᵉ Catégorie.

Femmes au 5ᵉ mois.
1 cas — 1 alb.

- 1 en travail .... alb. (Menace d'avortement ; l'avortement a pu être évité). 1 " — 1 "

7ᵉ Catégorie.

Femmes au 4ᵉ mois.
2 cas — 0 alb.

- 1 en travail .... alb. 0 .... 1 " — 0 "
- 1 non en travail.. alb. 0 .... 1 " — 0 "

143 Femmes — 144 examens — 29 alb.

proportion de 1/7, établie précédemment pour elles, n'a dès lors à subir aucun remaniement.|

Nous n'avons donc qu'à préciser les conditions de l'observation dans le résultat primitif (*b*), pour le transformer en une conclusion définitive, et nous dirons, en faisant toutefois quelques réserves, en raison du nombre relativement restreint des faits que nous avons observés :

1er *résultat définitif*. — La fréquence de l'albuminurie gravidique au neuvième mois de la grossesse, et en dehors de tout travail, s'exprime par le chiffre 1/7.

Cette proportion est notablement inférieure à celle qu'a trouvée M. Blot (1/5), d'après l'examen de 205 femmes en travail à diverses époques de la grossesse; ce qui commence à confirmer les prévisions de M. Bailly. Cette divergence entre les chiffres s'explique très-bien par la différence des méthodes employées pour les obtenir. M. Blot observait des femmes pour la plupart à terme, et toutes en travail; c'est-à-dire des femmes dont la plupart, comme étant à terme, subissaient à son maximum l'influence albuminurigène de la grossesse, et qui toutes se trouvaient, comme étant en travail, sous le coup d'une autre influence (celle des efforts de l'accouchement) susceptible à elle seule de déterminer le passage de l'albumine dans l'urine. Au contraire, les femmes que j'ai réunies dans ma seconde catégorie, ayant encore plus ou moins de temps devant elles pour atteindre leur terme, et n'étant pas encore en travail, n'étaient soumises qu'à la première de ces deux influences, à un moment où elle n'avait pas encore atteint toute son intensité; il n'est donc pas étonnant dès lors qu'elles aient fourni un moindre contingent d'albuminuriques.

— Passons maintenant à l'étude détaillée de la première catégorie (femmes à terme, subissant ou venant de subir l'inflence du travail) ; c'est elle qui contient le plus grand nombre de faits, et dont nous pouvons par conséquent espérer les résultats les plus significatifs et les plus convainquants.

Nous examinerons successivement les cas d'analyse de l'urine prise pendant le travail et ceux d'analyse de la première urine après l'accouchement.

Les femmes à terme, dont l'urine a été examinée pendant le travail, sont au nombre de 88, parmi lesquelles nous avons trouvé 18 albuminuriques. La proportion est par conséquent de 1/4,8, soit un peu plus de 1/5. En envisageant isolément les faits de la seconde série, nous avons, sur 68 femmes, 17 albuminuriques, c'est-à-dire une proportion de 1/4. Je crois que ce dernier chiffre est celui qui se rapproche le plus de la vérité.

J'ai quelques raisons de soupçonner des erreurs par défaut dans ma première série de faits, et les résultats qu'elle nous donne pour la catégorie de femmes que nous étudions actuellement me paraissent surtout de nature à justifier ce soupçon. En effet, elle ne nous présente qu'une albuminurique pour 20 cas, tandis que la seconde série, bien plus importante, puisqu'elle est trois fois plus nombreuse, nous en donne une sur 4. Il me semble donc, je le répète, que le résultat fourni par la seconde série prise seule doit nous inspirer plus de confiance que celui que nous avons obtenu en la combinant avec la première, dont nous avons quelques motifs de nous défier.

J'ai encore une autre raison de pencher du côté du résultat le plus fort : c'est la conviction où je suis, qu'en pratiquant mes analyses à des périodes très-diverses du travail, et non toujours vers sa fin, j'ai dû laisser échapper quelques cas d'albuminurie du travail. Je me suis expliqué sur ce sujet au début de ce chapitre; il serait superflu d'y revenir maintenant, et d'ailleurs, les résultats des analyses de la première urine après l'accouchement vont tout à l'heure, mieux que des raisonnements, justifier mon opinion.

Néanmoins, comme je ne puis ni ne veux faire abstraction des vingt faits de la première série, sous le prétexte que dans quelques-uns d'entre eux l'albuminurie m'a peut-être échappé, je tiendrai compte à la fois, dans ma conclusion, et de la proportion générale et de celle qui nous est donnée par la seconde série prise isolément; et employant, au détriment de la précision, une sorte de formule de conciliation, je dirai :

2e *résultat définitif*. — La fréquence de l'albuminurie gravidique chez la femme à terme et en travail est exprimée par un chiffre supérieur à 1/5, compris entre 1/4,8 et 1/4, et probablement plus voisin de 1/4 que de 1/5.

J'arrive donc à une proportion supérieure à celle qu'a obtenue M. Blot (1/5). Ce nouveau désaccord entre nos résultats me paraît, ici encore, pouvoir s'expliquer, sinon complétement, en partie au moins, par une certaine différence entre les éléments sur lesquels nous avons calculé. De part et d'autre, les femmes étaient en travail, mais M. Blot a pris comme base de son calcul le nombre total des femmes, à terme ou non, qu'il a observées, tandis que j'ai établi le mien exclusivement sur des faits relatifs à des femmes à terme. Or, on sait que l'albuminurie gravidique atteint son maximum de fréquence chez les femmes à terme, et que chez les femmes non à terme, elle devient d'autant plus rare que la grossesse est moins avancée. En opérant sur l'ensemble de ces deux séries de femmes inégalement prédisposées à l'albuminurie, M. Blot s'est donc exposé à ce que la proportion plus forte que devaient lui fournir les premières fût corrigée, dans une certaine mesure, par la proportion plus faible que devaient lui donner les autres, et, par conséquent, à ce que la proportion générale fût représentée par un chiffre moyen, au-dessous de la vérité pour les femmes à terme, et au-dessus pour les femmes avant terme (1). Je me suis, au contraire, mis en garde contre cette cause d'erreur, en classant à part les femmes à terme.

Les femmes à terme, dont l'urine a été examinée peu de temps après l'accouchement, sont au nombre de 17; 4 fois, sur ces 17 cas, l'urine a été trouvée albumineuse : proportion 1/4,2, un peu moins de 1/4.

Donc, 3ᵉ *résultat définitif*, chez les femmes à terme dont on analyse l'urine peu de temps après l'accouchement, avant qu'il y ait eu miction spontanée, la fréquence de l'albuminurie est représentée par le chiffre de 1/4,2, c'est-à-dire par un chiffre un peu au-dessous de 1/4.

(1) Il est impossible de préciser jusqu'à quel point cette manière de procéder a pu influencer le résultat final, M. Blot n'ayant pas indiqué le nombre total des femmes non à terme qui se sont présentées à son observation ; mais il est vraisemblable que, pour arriver à rencontrer parmi ces femmes, chez lesquelles nous connaissons le peu de fréquence de l'albuminurie gravidique, 7 des 41 cas d'albuminurie qu'il a observés (Th. citée, p. 36), cet auteur, à moins d'être tombé sur une série exceptionnelle qu'il n'eût pas manqué de remarquer et de signaler, a dû en examiner un nombre assez considérable pour pouvoir exercer dans ses calculs l'influence que je soupçonne.

Ce résultat est important, surtout au point de vue de l'usage que j'aurai à en faire plus loin. Je regrette vivement de ne pouvoir l'établir sur un nombre plus considérable de cas, ce qui l'eût mis à l'abri de toute contestation et lui eût donné plus de poids.

— Jusqu'à présent nous nous sommes borné à constater purement et simplement des faits d'observation; il nous reste maintenant à rapprocher les unes des autres les notions que nous avons acquises, pour apprécier leur valeur respective, et à comparer ensuite entre eux les trois résultats définitifs, afin de déduire de cette comparaison la mesure de l'influence qu'exerce le travail sur la production de l'albuminurie.

Pour faciliter cette étude, je remets sous les yeux du lecteur, en regard de chacun des groupes de femmes que nous avons successivement considérés, la proportion d'albuminuriques qu'il nous a fournie.

Fréquence brute de l'albuminurie, résultat d'ensemble : 1/4,9.

Résultats primitifs.
(a) Fréquence chez la femme au 9e mois 1/7
(b)   —   chez la femme à terme subissant ou venant de subir l'influence du travail. 1/4,7

Résultats définitifs.
1° Fréquence au 9e mois en dehors du travail. . 1/7
2°   —   chez la femme à terme et en travail. 1/4,8
3°   —   à l'examen de la 1re urine après l'accouchement à terme 1/4,2

Le chiffre exprimant la fréquence brute diffère très-peu de celui auquel est arrivé M. Blot (1/5); mais les éléments du calcul n'ayant pas été les mêmes de part et d'autre (rien que des femmes en travail dans le calcul de M. Blot, femmes en travail et non en travail réunies dans le mien), je ne considère cette concordance que comme un simple effet du hasard, et je ne lui accorde aucune signification. Elle résulte, à mon sens, de ce qu'il s'est établi, dans mon relevé, entre les albuminuries plus fréquentes des femmes en travail et les albuminuries plus rares des femmes non en travail, une compensation qui m'a justement ramené au chiffre de M. Blot, mais qui eût pu m'en écarter considérablement, soit en plus, soit en moins, si les nombres respectifs de ces femmes s'étaient trouvés tout autres.

En rapprochant cette proportion générale (fréquence brute), qui repose sur tous les cas que j'ai rassemblés, des proportions suivantes, qui ont été établies sur les catégories résultant du classement méthodique de ces cas, nous voyons entre elles des différences notables, qui nous prouvent d'une façon saisissante l'importance des distinctions que nous avons faites, tant au point de vue de l'époque de la grossesse à laquelle on observe, qu'au point de vue du moment auquel on recueille l'urine à analyser. Trop forte si l'on veut l'appliquer aux femmes parvenues au neuvième mois de leur grossesse, la proportion générale devient trop faible si l'on veut s'en servir pour les femmes à terme et en travail, et plus encore si l'on considère les femmes tout récemment accouchées (examens de la première urine). Ce résultat d'ensemble n'est donc exact qu'autant qu'on n'essaie pas de le détourner de son caractère de généralité : il nous donne la fréquence de l'albuminurie chez la femme grosse, sans considération d'époque de la grossesse ni d'influence du travail, rien de plus, et c'est ce que j'ai voulu exprimer par la dénomination de fréquence brute.

Est-ce à dire pour cela qu'il soit sans valeur et sans intérêt ? Loin de là ; car, mieux que des résultats de détail, il est propre à frapper l'esprit et à rappeler l'attention des observateurs sur un phénomène qui peut avoir, dans certains cas, les conséquences les plus fâcheuses, et qu'on néglige peut-être trop souvent de rechercher, en dépit des travaux qui ont établi l'importance de cette recherche.

Le chiffre (*b*) qui exprime la fréquence de l'albuminurie chez la femme à terme, subissant ou venant de subir l'influence du travail, donne lieu aux mêmes considérations que le précédent au sujet de son exactitude : il est au-dessus de la vérité pour les femmes subissant l'influence du travail (2ᵉ *résultat définitif*), au-dessous pour celles qui viennent de la subir (3ᵉ *résultat définitif*); il n'est vrai que pour l'ensemble de ces femmes. C'est pour cela que, en tant que résultat partiel, nous ne pouvions nous en contenter, et que nous l'avons accepté seulement à titre provisoire, comme moyen de transition à des données plus précises.

Il n'est nul besoin d'insister pour spécifier la signification des trois résultats définitifs; ils ont trait à des cas particuliers bien déterminés, au delà desquels il n'est plus de distinction possible entre les sujets observés, au moins avec les éléments dont je dispose.

Évidemment il aurait été intéressant de tenir compte, à propos des femmes en travail, de la période du travail pendant laquelle l'urine a été analysée; je regrette de n'avoir pas pensé à prendre, dans tous les cas, des notes qui me permettent de faire maintenant une division à ce point de vue. Il serait très-curieux de préciser le moment du début des albuminuries uniquement imputables à l'influence du travail, et d'établir la fréquence relative d'apparition du phénomène pendant la période de dilation et pendant la période d'expulsion.

A priori, on pourrait penser que les efforts expulsifs
seuls sont capables de congestionner le rein assez fortement
pour que la filtration de l'albumine ait lieu; mais, si l'on
analyse ce qui se passe du côté de la circulation abdominale
pendant la période de la dilatation, on ne tarde pas à reconnaître que cet organe doit subir dès lors, à chaque contraction utérine, un certain degré d'hypérémie susceptible
aussi, quoique à un moindre degré, d'amener le même
résultat. On sait le développement extrême qu'acquièrent
pendant la grossesse les vaisseaux utéro-ovariens, artères
et veines; on sait aussi que la circulation s'interrompt
d'une façon plus ou moins complète dans les parois de
l'utérus pendant la durée des contractions de cet organe.
L'énorme quantité de sang apportée incessamment par les
artères utéro-ovariennes cesse donc, au moment de chaque
douleur, de trouver un libre passage à travers le muscle
utérin, et il doit résulter de là, par un mécanisme qui présente une certaine analogie avec celui du bélier hydraulique,
un accroissement de pression dans la portion de ces artères
restée perméable et dans les troncs dont elles émanent. Or,
les artères utéro-ovariennes naissent de la partie antéro-
latérale de l'aorte abdominale, à peu de distance de l'origine
des rénales, et quelquefois elles se détachent des rénales
elles-mêmes. C'est donc dans ces dernières, et par suite dans
le rein, que cet accroissement de pression va se]faire sentir
le plus tôt et le plus fort. Mais en même temps qu'elle ferme
le passage au sang artériel qui afflue vers la matrice,
chaque contraction de l'utérus exprime en quelque sorte le
sang veineux qui gorge les sinus utérins, et accélère la circulation en retour par les veines utéro-ovariennes; d'où
distension anormale des troncs auxquels aboutissent ces

veines, c'est-à-dire de la partie de la veine-cave inférieure
voisine de l'embouchure des veines émulgentes, ou quelquefois des veines émulgentes elles-mêmes; d'où entrave au cours
du sang qui revient du rein, et stase veineuse dans cet organe, c'est-à-dire condition favorable à la production de l'albuminurie. Si ces vues sont exactes, la contraction utérine
retentit donc sur la glande rénale de deux côtés à la fois : par
les artères, en faisant augmenter la tension artérielle,
par les veines, en faisant croître la pression veineuse; et l'on
conçoit que ces exagérations de tension vasculaire puissent
à la longue, par leur répétition, déterminer le passage de
l'albumine dans la sécrétion urinaire, surtout si l'on admet,
avec M. Peter, qu'il existe déjà physiologiquement, par le
seul fait de la grossesse, une hypérémie fonctionnelle du
rein (1).

Mais revenons à l'examen des trois résultats définitifs. La
fréquence de l'albuminurie est exprimée :

1° Pour les femmes dans le courant de leur 9e mois
et non en travail, par la proportion. 1/7
2° Pour les femmes à terme et en travail. 1/4,8
3° Pour les femmes venant d'accoucher (examen
de la première urine). 1/4,2

La progression croissante que suivent ces résultats dé-

(1) Voir les leçons déjà citées de M. Peter, *Archives de Tocologie*,
numéro d'avril 1875, p. 220 et 221. Je n'ai fait qu'utiliser ici, à propos des artères utéro-ovariennes, la notion anatomique que M. Peter
a si ingénieusement appliquée, concurremment avec l'idée de synergie fonctionnelle du rein et du système utéro-ovarien, à la démonstration de l'hypérémie rénale liée à la gestation.

montre nettement l'influence du travail de l'accouchement
sur la production de l'albuminurie.

Au neuvième mois, 1 albuminurique sur 7 femmes; à
terme et en travail, 1 sur 4,8 : l'écart est considérable.
Vouloir expliquer une différence aussi marquée uniquement
par quelques jours de gestation de plus pour les femmes à
terme, en se basant sur cette notion que l'albuminurie gravidique atteint son maximum de fréquence à la fin de la
grossesse, ce serait faire trop bon marché, et du raisonne-
ment, qui montre que le travail doit exercer une influence
sur le passage de l'albumine dans l'urine, et, ce qui serait
une négligence plus grave, des observations citées précé-
demment (1), et dans lesquelles cette influence a été nettement appréciable. Je regrette vivement de ne pas pouvoir
faire la part de ces deux causes, mais le résultat auquel
nous arrivons, dans les conditions où leur action se combine,
est trop significatif, pour qu'on puisse admettre que la seconde n'y a pas efficacement contribué.

D'ailleurs, j'ai pu deux fois verifier très-positivement cette
influence du travail sur le passage de l'albumine dans l'urine.
Dans le premier cas, les urines, qui n'étaient pas albumi-
neuses à la fin du neuvième mois, le sont devenues pendant
le travail. Dans le second, qui a trait à une femme à bassin
rétréci dont l'accouchement a traîné en longueur et a dû
être terminé par une application de forceps, l'examen de
l'urine, fait au début du travail, n'a décelé que des traces
d'albumine, et le lendemain, quand les douleurs étaient
franchement déclarées depuis vingt-quatre heures, j'ai
constaté dans ce liquide la présence d'une quantité d'albumine petite encore, à la vérité, mais plus considérable que

(1) Page 13.

là veille. Je suis persuadé que s'il m'avait été possible de répéter toujours ainsi mes analyses d'urine, avant et pendant ou après le travail, j'aurais plus d'un fait du même genre à ajouter à ceux-ci.

Enfin, si le travail agit dans le sens que nous disons, on doit rencontrer plus de cas d'albuminurie chez les femmes qui l'ont supporté en entier, que chez celles qui n'en ont supporté qu'une partie ; autrement dit, plus de cas d'albuminurie à l'examen de la première urine après l'accouchement, qu'à l'analyse de l'urine recueillie pendant le travail. Or, c'est précisément ce qui a lieu ici, et tandis que nous trouvons une proportion d'albuminuriques de 1/4,8 pour les femmes en travail, les femmes qui venaient d'accoucher nous donnent la proportion sensiblement plus forte de 1/4,2. Toutes ces femmes étaient à terme ; nous ne pouvons donc plus invoquer ici, pour expliquer la divergence, une grossesse plus avancée pour les unes que pour les autres, et l'influence du travail peut seule nous en rendre compte.

Je crois donc pouvoir conclure de tout ce qui précède :

1° Que l'influence du travail de l'accouchement sur la production de l'albuminurie est absolument incontestable ;

2° Qu'elle est assez efficace, non-seulement pour exagérer une albuminurie préexistante, mais encore pour donner à elle seule naissance au phénomène ; de telle sorte qu'il y a lieu de distinguer, avec Lever, deux variétés d'albuminurie gravidique : l'albuminurie gravidique proprement dite, qui se développe pendant la grossesse même, et l'albuminurie du travail, qui apparaît seulement à une époque plus ou moins avancée de l'acte de l'accouchement ;

3° Que, conformément aux prévisions de M. Bailly, on s'expose, en établissant une statistique uniquement sur des analyses d'urines de femmes en travail, à se faire une idée sensiblement exagérée de la fréquence de l'albuminurie des femmes grosses; et que, pour avoir la fréquence vraie du phénomène à chaque époque de la gestation, il est indispensable d'examiner l'urine en dehors du travail (1).

(1) Je ne puis malheureusement pas exprimer numériquement dans quelle mesure l'influence du travail peut exagérer les résultats d'une statistique; il faudrait, pour cela, avoir toujours pu faire l'analyse de l'urine, d'abord avant le début du travail, puis pendant l'acte de l'accouchement ou peu de temps après (examen de la première urine); je suis donc obligé, à mon grand regret, d'employer un terme vague là où il eût été si intéressant de préciser.

CHAPITRE II

Fréquence de l'albuminurie gravidique chez les primipares et chez les multipares ; fréquence suivant les
ages.

Je réunis ces deux questions dans un même article, à
cause de la connexité intime qui existe entre elles, et qui
fait qu'on ne peut approfondir l'une sans toucher à l'autre.
La première a été résolue depuis longtemps par M. Blot ; les
faits que j'ai observés viendront confirmer les résultats de
cet auteur et me fourniront matière à quelques autres considérations ; je n'aurai pas à m'y arrêter longuement. La
seconde, au contraire, n'ayant été que fort peu étudiée encore,
devra être traitée avec plus de développement. Quant à
l'ordre dans lequel je les présente, je l'ai choisi parce que la
solution de l'une des questions devant de toute nécessité
intervenir dans l'étude de l'autre, il m'a paru tout naturel
de traiter d'abord celle sur laquelle nous possédons des
données précises, et qui, en outre, est la plus générale et la
moins compliquée.

Nous ne trouvons que dans notre seconde série d'analyses
les renseignements qui nous sont nécessaires actuellement ;
les 113 cas de recherche de l'albuminurie gravidique qu'elle
comprend serviront donc seuls de base à cette partie de mon
travail.

Sur ces 113 cas, nous avons, on s'en souvient, rencontré 27 albuminuriques ; le nombre des grossesses a été noté dans tous, un seul excepté (ce renseignement nous fait défaut pour 1 albuminurique éclamptique, qui était probablement primipare ; mais dans le doute, mieux vaut ne pas la compter). Il nous reste donc :

112 femmes, dont 26 albuminuriques.

Ces 112 femmes se répartissent comme il suit au point de vue de la primiparité et de la multiparité :

Primipares, 52, dont 13 albuminuriques : proportion 1/4.

Multipares, 60, dont 13 albuminuriques : proportion 1/4,6.

Les primipares fournissent donc plus d'albuminuriques que les multipares, conformément aux observations de M. Blot.

Mais la différence est bien peu accentuée ici, tandis qu'elle est considérable dans la statistique de l'auteur que je viens de citer : en effet, sur 99 primipares, il a trouvé 30 albuminuriques, soit une proportion de 1 à 3,3, et sur 106 multipares, il n'en a rencontré que 11, c'est-à-dire une proportion de 1 à 9,6. Il y a concordance, à fort peu de chose près, entre les chiffres concernant de part et d'autre les primipares (1/3,3 = 0,33... : 1/4 = 0,25 ; différence = 0,08). Au contraire, il y a divergence énorme entre les proportions relatives aux multipares ; les nôtres fournissent presque exactement deux fois plus d'albuminuriques que celles de M. Blot, et c'est là ce qui fait qu'elles se rapprochent tant des primipares au point de vue de la fréquence de l'albuminurie. Cette élévation de la proportion pour l'ensemble de nos multipares tient au contingent relativement énorme d'albuminuriques qu'apportent les multipares comptant plus de deux grossesses (1),

(1) Voir tableau C, page 42. Les multipares comptant plus de deux grossesses nous fournissent une proportion d'albuminuriques de 1/4

et cette particularité, que nous considérons comme un jeu du hasard, nous explique le désaccord partiel que nous venons de constater entre nos résultats et ceux de M. Blot.

Il serait intéressant maintenant de compléter cette notion de la fréquence plus grande de l'albuminurie chez les primipares que chez les multipares, en cherchant si, chez ces dernières, cette fréquence ne varie pas d'un degré de multiparité à un autre plus élevé.

Malheureusement, la pénurie des faits va encore ici nous arrêter presque dès le début de cette recherche. En effet, en faisant le classement des multipares (1), nous voyons qu'au delà des secondipares, les groupes deviennent si peu nombreux, qu'on ne peut rien déduire de sérieux de leur examen individuel, même pour les deux qui sont les moins pauvres (ternipares et quartipares). Et en examinant ces groupes de plus près, nous constatons que leur réunion

(autant que les primipares), tandis que les secondipares ne nous donnent que 1/5,6. On voit donc que ce sont les premières qui font hausser le chiffre pour l'ensemble des multipares. Nous montrons un peu plus loin d'où provient ce chiffre si élevé pour les premières et le peu d'importance qu'il faut lui accorder.

(1) Voir tableau C, dernière colonne horizontale, et les renseignements au-dessous du cadre. Ce tableau est disposé pour servir à la fois à l'étude des deux questions qui font l'objet du présent article. Il est à double entrée : dans les colonnes horizontales se trouvent, pour chaque période quinquennale de la vie sexuelle, le nombre des primipares, secondipares, etc., et le nombre des albuminuriques qu'elles ont respectivement fournies, autrement dit, les femmes d'un même âge classées suivant le nombre de leurs grossesses ; dans chaque série verticale, nous avons les primipares, secondipares, etc... classées suivant les âges. Dans chaque case, le nombre des femmes est écrit à gauche, et celui des albuminuriques à droite et un peu plus bas, de manière à faciliter la lecture et à rendre toute confusion impossible.

méme ne peut nous donner un résultat admissible. En effet, le hasard a voulu que, dans les quatre premiers (ternipares, etc., jusqu'aux sextipares inclusivement), les seuls qui renferment des albuminuriques, le chiffre de celles-ci se trouvàt considérable relativement au petit nombre des femmes; de telle sorte que nous aurions une proportion de 1/3,5 pour les deux premiers et de 1/3 juste pour les deux suivants, c'est-à-dire des chiffres plus forts que celui auquel nous sommes arrivés pour les primipares. La réunion de ces quatre groupes aux trois derniers, qui ne nous offrent aucun cas d'albuminurie et qui sont, en raison de leur extrème pauvreté, incapables d'influencer beaucoup le chiffre général, nous conduirait, pour l'ensemble des multipares comptant plus de deux grossesses, à la proportion de 1/4, la même que pour les primipares, proportion évidemment exagérée et inacceptable. Nous ne pouvons donc arriver à aucun résultat de ce côté, et force nous sera de nous contenter de ce que vont nous donner les secondipares.

Nous trouvons pour celles-ci une proportion d'albuminuriques de 1/5,6, proportion notablement inférieure à celle qui concerne nos primipares (1/4), mais aussi notablement supérieure à celle que M. Blot a obtenue pour l'ensemble de ses multipares (1/9,6).

La dernière différence que nous constatons ici nous prouve que la fréquence de l'albuminurie ne reste pas la même aux divers degrés de multiparité.

En effet, si notre chiffre 1/5,6 est exact, ou du moins exprime d'une façon assez approchée la fréquence de l'albuminurie chez les secondipares, il faut, pour arriver à la proportion 1/9,6 pour l'ensemble des multipares, que les multipares comptant plus de deux grossesses aient fourni

beaucoup moins d'albuminuriques que les secondipares, et
la décroissance modérément rapide qui se fait de nos primipares à nos secondipares, tendrait à nous faire supposer
qu'il en va de même de l'un à l'autre des degrés plus élevés
de multiparité; mais ce n'est là qu'une hypothèse que de
nouvelles observations pourront seules renverser ou faire
passer à l'état de vérité.

J'aurais voulu pouvoir déterminer la part qui revient à
l'albuminurie gravidique proprement dite et à l'albuminurie
du travail dans la constitution des chiffres d'albuminuriques
obtenus successivement pour les primipares, les secondipares, etc., à terme. *A priori*, il est permis de croire que
le contingent des albuminuries du travail irait décroissant à
mesure que s'élèverait le nombre des grossesses, car on sait
qu'en général le travail devient d'autant moins pénible et
d'autant moins long, que le nombre des accouchements anté-
rieurs a été plus considérable, et nous aurions ainsi une intéressante démonstration indirecte de l'influence du travail
sur le passage de l'albumine dans l'urine. Mais il eût fallu
pour cela avoir pu toujours analyser l'urine deux fois
au moins, une fois avant ou pendant le travail, et une fois
après l'accouchement terminé, ce qui, on le sait, ne m'a été
possible qu'exceptionnellement; et, en outre, quand même
je posséderais ces éléments, la pénurie des faits, qui m'a
déjà arrêté maintes fois, et qui m'arrêtera encore sur plus
d'un point, me réduirait, au delà des secondipares, à des
chiffres trop peu considérables pour servir de base à un
calcul sérieux.

En résumé, de ce qui précède résulte la confirmation de
la notion établie par M. Blot, sur l'importance de la primi-

parité comme cause prédisposante de l'albuminurie gravidique, et une présomption au sujet de la diminution de la fréquence de ce phénomène morbide à mesure que le nombre des grossesses devient plus élevé.

Mais qui dit primipare dit, dans l'immense majorité des cas, femme jeune, et, à l'inverse, la dénomination de multipare entraîne d'ordinaire avec soi l'idée d'un âge d'autant plus avancé que le degré de multiparité est plus élevé. L'influence de l'âge ne serait-elle pas pour quelque chose dans la prédisposition particulière des primipares à l'albuminurie gravidique, et n'y aurait-il pas lieu de lui donner place à côté des autres causes auxquelles a été attribuée cette prédisposition ? C'est ce que nous allons voir en étudiant l'albuminurie dans ses rapports avec l'âge des femmes.

Question d'âge. — On sait que la question d'âge a une assez grande importance dans un certain nombre de maladies, au point de vue de leur étiologie, de leur marche ou de leur pronostic. Il était donc tout naturel de se demander si elle ne pouvait pas être également mise en cause dans la production de l'albuminurie gravidique, bien qu'ici les variations d'âge, renfermées dans les limites de la vie sexuelle, doivent agir moins efficacement que dans les cas où elles s'étendent à toute la durée de l'existence. Ce sujet ne paraît pas avoir beaucoup préoccupé les auteurs, ou, du moins, avoir été beaucoup étudié. MM. Devilliers et Regnauld lui consacrent quelques lignes à propos des hydropisies avec albuminurie : « Les considérations qu'on peut tirer de l'âge des malades comme cause prédisposante offrent peu d'intérêt. Il suffit de noter que nous avons observé des hydropisies avec albuminurie entre les deux âges extrêmes, 17 et 38 ans, et plus fréquemment entre 17 et 30 qu'au-dessus (1). » M. Blot ne parle pas de l'âge parmi les conditions étiologiques de l'albuminurie des femmes grosses; Cazeaux non plus. Enfin, à propos de l'éclampsie, dont on connaît les relations intimes avec l'albuminurie, M. Bailly dit que l'influence de l'âge paraît nulle, ou du moins qu'elle n'a pu jusqu'ici être rigoureusement établie (2).

Les grossesses précoces ou tardives n'exposent-elles pas plus que les autres à l'albuminurie? Est-il indifférent, à ce point de vue, qu'une femme devienne enceinte, ou trop jeune, avant son complet développement corporel, et quelquefois même avant d'avoir atteint sa taille définitive, ou trop âgée, alors qu'approche l'époque de la ménopause? Il semble qu'*à priori* on puisse répondre affirmativement pour les femmes très-jeunes, et surtout pour celles dont le bassin et l'abdomen ne sont pas encore parvenus à des dimensions en rapport avec la fonction qu'ils sont prématurément appelées à remplir. Quant aux femmes âgées, le problème est plus complexe et le résultat plus difficile à préjuger.

Nous allons chercher à dégager de l'examen des faits que nous avons rassemblés quelques notions à ce sujet. Ces faits sont malheureusement bien peu nombreux pour un calcul de ce genre; il faudrait pouvoir en réunir non pas cent et quelques seulement, mais plusieurs centaines au moins, pour avoir des chiffres suffisants de femmes aux deux extrêmes de la vie sexuelle.

Le classement des cas année par année serait, en tout état de cause, peu important; avec les matériaux dont je dispose,

(1) *Recherches sur les hydropisies des femmes enceintes. Arch. de méd.*, t. XVII, 2ᵉ série, 1848, 3ᵉ article, p. 52.
(2) Article Éclampsie déjà cité, p. 315.

il ne pourrait conduire à rien de sérieux, en raison du nombre trop restreint des cas correspondant à un même âge. Au contraire, en groupant les faits par périodes quinquennales, j'aurai des séries assez fournies pour qu'il soit possible de déduire de leur étude, sinon un résultat absolument propre à entraîner une conviction définitive, au moins un aperçu acceptable sur la fréquence de l'albuminurie suivant les âges. Encore n'arriverai-je pas, pour les femmes au-dessus de trente ans, à tourner ainsi la difficulté que me crée la pénurie des cas, et serai-je obligé de les réunir toutes en un seul groupe pour pouvoir obtenir une proportion qui ait quelque valeur.

Ainsi classées, les 113 femmes que j'ai observées au point de vue de l'albuminurie gravidique se répartissent comme il suit :

Femmes de
15 à 20 ans, 19, dont 6 alb., soit une proportion de 1 : 3,16.
21 à 26 — 46 — 11 — — 1 : 4,18.
26 à 30 — 28 — 6 — — 1 : 4,66.
31 à 35 — 13 — 1 ⎱ Ensemble, femm. de 31 à 42 ans,
36 et 37 — 6 — 3 ⎰ 20, dont 4 albuminuriques,
42 — 1 non alb. soit une proportion de 1 : 5.

113 femmes   27 albuminuriques.

Les fractions qui expriment, dans chaque série, le rapport du nombre des albuminuriques au nombre total des femmes de la même série, baissent à mesure que l'âge augmente, de telle sorte que, de celle à laquelle nous arrivons pour les femmes de 15 à 20 ans, à celle que nous donnent les femmes au-dessus de 30 ans, il y a une différence de deux unités en faveur du dénominateur de la dernière. Ma prévision de tout à l'heure, au sujet des femmes très-jeunes, est donc complétement justifiée, car elle se trouve vraie pour une série de femmes dont la majorité ne méritaient déjà plus cette qualification, et ne pouvaient plus être accusées de grossesse prématurée (1).

Inversement, les craintes que j'émettais très-dubitativement au sujet des femmes âgées sont dissipées par l'examen des faits, et il semble qu'il y ait, au contraire, pour ces dernières, une certaine immunité à l'endroit de l'albuminurie gravidique. Je dis : il semble, car l'obligation où je me suis trouvé de calculer, pour obtenir ce dernier résultat, sur l'ensemble de toutes les femmes au-dessus de 30 ans, doit m'inspirer une certaine réserve, et je ne puis affirmer que la conclusion fût restée la même, si, disposant d'un plus grand nombre de faits, j'avais pu continuer au-dessus de 30 ans le classement adopté pour les âges inférieurs.

Donc, d'après le relevé de mes observations, et en faisant pour le moment abstraction de toute considération autre que celle de l'âge des femmes, la fréquence de l'albuminurie gravidique atteint son maximum chez les femmes qui se rapprochent le plus du début de la vie sexuelle, décroît ensuite à mesure que l'âge augmente, et paraît atteindre son minimum chez celles qui se rapprochent le plus de la ménopause.

Maintenant, pourquoi en est-il ainsi ? On peut jusqu'à un certain point admettre que les femmes jeunes, qui deviennent enceintes avant d'avoir atteint leur complet développement, et qui s'imposent ainsi la double tâche de suffire aux

(1) Sur les 19 femmes de 15 à 20 ans, il n'y en avait qu'une de 15 ans, non albuminurique, et une de 16 ans, albuminurique et éclamptique ; les autres avaient 18, 19 et 20 ans. Celles de 18 ans, qui étaient au nombre de 4, n'ont fourni aucun cas d'albuminurie. Les 5 cas d'albuminurie restants ont été observés chez les femmes de 19 et de 20 ans (19 ans, 7 femmes ; 3 albuminuriques ; 20 ans, 6 femmes, 2 albuminuriques).

dernières phases de leur propre évolution organique, en même temps qu'à la fonction de reproduction, on peut, dis-je, admettre jusqu'à un certain point que ces femmes soient moins aptes que des femmes adultes à supporter, sans en éprouver de fâcheux effets, les troubles que la gestation amène dans la circulation et dans la composition du sang. On peut encore incriminer chez elles, comme causes mécaniques favorables à la production de l'albuminurie, la rigidité peut-être plus considérable des parois abdominales, au moins pour les primipares, et quelquefois la petitesse de la taille. Mais en supposant qu'on veuille se contenter de ces raisons pour expliquer la fréquence plus grande de l'albuminurie chez les femmes au-dessous de 20 ans, elles ne pourraient plus (la rigidité des parois abdominales exceptée) rendre compte de la décroissance du nombre des albuminuriques parmi les femmes adultes, au fur et à mesure des progrès de l'âge. C'est que le problème est plus complexe, et que, sous la question d'âge, s'en cache une autre, la question importante de la primiparité et de la multiparité. Nous venons de voir l'influence très-marquée qu'exerce la primiparité sur la fréquence de l'albuminurie des femmes grosses. Or, moins les femmes que nous observons sont avancées en âge, plus il doit se rencontrer parmi elles de primipares et, par conséquent, d'albuminuriques, puisque les primipares sont plus exposées à l'albuminurie que les multipares. Voyons donc si l'on peut attribuer à cette influence de la primiparité la progression décroissante que nous constatons dans le chiffre des albuminuries, à mesure que nous nous élevons des limites inférieures de la vie sexuelle vers ses limites supérieures.

En faisant intervenir dans le classement précédent (page 40), la considération de primiparité et de multiparité, nous obtenons le tableau suivant. (Tableau C.)

Tableau C.

Tableau C.	Primipares		Secondipares		Tertipares		Quartipares		Quintipares		Sextipares		Septimipares		Octavipares		Nonipares		Rapport du nombre des primipares au nombre total des femmes de la série	Proportions partielles d'albuminuriques fournies par les primipares	multipares
	Nombre de femmes	Nombre d'albuminuriques	Nombre de femmes	Nombre d'albuminuriques	Nombre de femmes	Nombre d'albuminuriques	Nombre de femmes	Nombre d'albuminuriques	Nombre de femmes	Nombre d'albuminuriques	Nombre de femmes	Nombre d'albuminuriques	Nombre de femmes	Nombre d'albuminuriques	Nombre de femmes	Nombre d'albuminuriques	Nombre de femmes	Nombre d'albuminuriques		primipares	multipares
Série F. de 15 à 20 ans. 19 cas — 6 alb = Prop 1:3,16.	14	5	4	1	1	0													$\frac{14}{19}$ = 0,73	1 : 2,8.	1 : 5.
Série F. de 21 à 25 ans. 46 cas — 11 alb — Prop 1:4,18.	24	5	12	2	7	3	2	0	1	1									$\frac{24}{46}$ = 0,52	1 : 4,8.	1 : 3,6
Série F. de 26 à 30 ans. 28 cas — 6 alb — Prop 1:4,66.	10	3	9	1	2	0	3	1	1	0	1	1	1	0					$\frac{10}{18}$ = 0,35	1 : 3,3.	1 : 6.
Dernier groupe F. de 31 à 42 ans — cas — 4 alb. Prop 1:5. — 4e Série F. de 31 à 35 ans. 13 cas — 1 alb (a)	4	0	2	0	1	0	1	0	1	0		0	1	0			1	0	$\frac{4}{20}$ = 0,2 (b)		(a)
5e Série F. de 36 à 42 ans. 7 cas — 3 alb.			1	1	3	1	1	1					1	0	1	0					
Totaux pour les grossesses de même ordre	52	13	28	5	14	4	7	2	3	1	3	1	3	0	1	0	1	0	Ensemble 112 femmes — 26 albuminuriques		

(a) Dans ce nombre est comprise une éclamptique albuminurique âgée de 32 ans. Cette femme était probablement primipare, mais l'absence de renseignements laissant subsister un doute à cet égard, je n'ai pu la faire figurer dans le détail des cas, et je ne l'ai pas comptée comme primipare pour établir la proportion (b); d'ailleurs, le chiffre obtenu en la comptant (0,25 au lieu de 0,2) n'en resterait pas moins inférieur au précédent (0,35).

Primipares : 52, dont 13 alb — Prop $\frac{1}{4}$ ————— Multipares comptant plus de 2 grossesses : 32 dont 8 alb. Prop $\frac{1}{4}$

Secondipares : 28 . 5 . Prop $\frac{1}{}$ ————— Toutes multipares réunies .... 60 " 13 — Prop $\frac{1}{}$

En face de chaque série sont inscrites diverses proportions sur lesquelles je vais avoir à raisonner : rapport du nombre des primipares au nombre total des femmes de la série, et proportions partielles d'albuminuriques fournies respectivement par les primipares et pour les multipares. Ces dernières proportions n'ont pas été établies pour le dernier groupe, dans lequel le chiffre des primipares et celui des albuminuriques deviennent trop minimes pour qu'on puisse sérieusement en tenir compte dans la discussion.

Si tout d'abord on jette un coup d'œil sur les chiffres qui indiquent la proportion des primipares dans chaque groupe, on trouve qu'elle va décroissant du premier jusqu'au dernier, à mesure que l'âge devient plus avancé; ce que nous avions bien prévu tout-à-l'heure. Examinant ensuite la part relative que les primipares et les multipares prennent, dans chaque série, à la constitution du chiffre des albuminuriques, nous voyons que celle qui revient aux primipares est de beaucoup plus forte dans la première et la troisième série, et qu'elle est encore considérable, quoique inférieure à celle des multipares, dans la deuxième. Et, soit dit en passant, ceci nous prouve que la prédisposition à l'albuminurie, venant du fait de la primiparité, persiste indépendamment de l'âge, et que, par conséquent, l'influence de l'âge n'y est pour rien. Ainsi, d'un côté, les primipares apportent dans chaque série, le dernier groupe excepté, le contingent le plus fort ou au moins un contingent considérable (2e série) d'albuminuriques; de l'autre, les résultats proportionnels de chaque série diminuent en même temps que la proportion des primipares.

Il semblerait donc, d'après ces premières constatations, que la question d'âge disparaisse à peu près complétement, et que la question de primiparité puisse à elle seule nous rendre compte de la fréquence décroissante de l'albuminurie gravidique au fur et à mesure des progrès de l'âge. Mais ce serait là une conclusion prématurée, basée sur une étude insuffisante des faits rassemblés dans le tableau précédent.

La seconde série nous offre une particularité qui doit d'autant plus éveiller notre attention, que cette série est la plus importante de toutes au point de vue numérique, et, par suite, celle dont les résultats peuvent nous paraître le mieux à l'abri des hasards de la statistique. Les primipares y sont un peu plus nombreuses que les multipares, et cependant nous rencontrons parmi elles moins de cas d'albuminurie que parmi ces dernières ; en d'autres termes, à l'inverse de ce qui se passe dans les deux séries voisines, ce sont, dans la seconde, les multipares qui contribuent pour la plus large part à faire monter la proportion des albuminuriques au taux que nous lui voyons atteindre (1 : 4,18). Par conséquent, pour nous expliquer l'infériorité de cette proportion relativement à celle que nous donne la première série, et sa supériorité sur celle que nous avons déduite de l'examen de la troisième, nous ne pouvons plus faire intervenir la question de primiparité. Nous sommes donc ramenés à nous demander si nous ne devons pas attribuer ces différences à l'influence de l'âge.

Ensuite, si nous comparons les proportions partielles fournies, dans les trois premières séries, par les primipares et par les multipares, nous voyons qu'elles diffèrent sensiblement. Pour les primipares, la plus forte nous est donnée par les femmes de 15 à 20 ans (1: 2,8), la plus faible par les femmes de 21 à 25 (1 : 4,8), et celle qui tient le milieu entre les deux par les femmes de 26 à 30 ans (1 : 3,3) : c'est parmi es primipares les plus jeunes que se rencontrent le plus d'albuminuriques, et la proportion décroît chez les primi-pares plus avancées en âge; toutefois cette décroissance ne se fait pas régulièrement à mesure que l'âge augmente. Pour les multipares, les proportions d'albuminuriques s'éche-lonnent de la façon suivante: 1 : 3,6 chez celles de 21 à 25 ans, 1 : 5 chez celles de 15 à 20, 1 : 6 chez celles de 26 à 30 : il y a encore décroissance irrégulière, et le chiffre le plus faible se rencontre chez les plus âgées. Ces irrégularités de décroissance sont amenées dans les deux cas par la seconde série, et tiennent à sa constitution toute particulière, que nous avons fait remarquer dans l'alinéa précédent. N'y faut-il voir qu'un simple effet du hasard, bien que le nombre relativement considérable des faits qui composent cette série nous ait semblé être une garantie contre l'éventualité d'un semblable accident? Et des statistiques établies sur une plus grande quantité d'observations ne montreraient-elles pas que la fréquence de l'albuminurie varie, chez les primipares et chez les multipares, en raison inverse de l'âge? Je suis très-porté à le croire; mais de nouvelles études peuvent seules permettre de trancher la question dans un sens ou dans l'autre. Quoi qu'il en soit, à défaut d'une solution tout à fait complète sur ce sujet, il ressort du moins, de l'examen au-quel nous venons de nous livrer, deux notions importantes : pour les primipares, maximum de fréquence de l'albuminurie gravidique chez les plus jeunes, et proportions inférieures chez celles qui sont plus avancées en âge; pour les multipares, minimum de fréquence chez les plus âgées, et proportions supérieures chez celles qui le sont moins; c'est-à-dire que, de part et d'autre, la prédisposition à l'albuminurie gravi-dique va diminuant d'une époque de la vie à une autre plus avancée, toutes réserves faites d'ailleurs sur la marche plus ou moins régulière qu'affecte cette diminution (1).

En résumé, après avoir constaté que la proportion des albuminuriques va décroissant à mesure que l'âge augmente, nous reconnaissons deux causes à cette décroissance, l'une indirecte, et l'autre directe :

La première, c'est que le nombre des primipares (qui donnent le plus de cas d'albuminurie) devient d'autant plus petit, relativement à celui des multipares, que l'âge devient plus avancé ;

La seconde, c'est que, chez les primipares comme chez les multipares, l'âge s'élevant, la prédisposition à l'albuminurie diminue.

Nous voyons, en outre, qu'à tous les âges, cette prédisposition reste plus marquée pour les primipares que pour les multipares ; de telle sorte que si la question de primiparité intervient pour une certaine part dans l'influence de l'âge, la réciproque n'est pas vraie, et la question d'âge n'est pour rien dans l'influence de la primiparité.

(1) Il serait intéressant, si l'on pouvait disposer d'un nombre très-considérable de faits, de comparer la marche de cette décroissance de l'albuminurie suivant les âges, chez les primipares, les secondipares, etc.; mais la rareté des cas nous rend impossible ici toute tentative de cette nature.

CHAPITRE III

RAPPORTS DE L'ALBUMINURIE GRAVIDIQUE AVEC LE SEXE ET LE POIDS DE L'ENFANT

Lorsqu'on examine les diverses théories qui ont été proposées pour expliquer la production de l'albuminurie des femmes grosses, on voit que, dans un certain nombre d'entre elles, le volume du fœtus est pris en considération à divers points de vue.

Veut-on n'envisager le phénomène que comme le résultat d'une action mécanique, la compression des veines rénales par l'utérus gravide, amenant une augmentation de pression vasculaire dans le rein, il faut, pour être logique, admettre que, d'une façon générale, plus le fœtus sera volumineux, plus cette compression aura de chances de se produire et d'être forte, et, par conséquent, plus il y aura de chances d'albuminurie.

Si, se ralliant à la doctrine soutenue par M. Peter, on admet avec lui, comme causes de l'hypérémie rénale physiologique de la femme enceinte, l'augmentation de la masse du sang chez les femmes grosses, le fonctionnement plus actif du rein, la synergie fonctionnelle de cet organe et de l'utérus, et la solidarité des artères rénales et utéro-ovariennes, il faut admettre aussi, comme conséquence, que la quantité

de sang en circulation chez la mère et l'activité fonctionnelle de l'organe sécréteur de l'urine sont en rapport direct
avec le volume du produit de la conception, plus grandes
dans les grossesses multiples que dans les grossesses simples,
et d'autant plus grandes, dans ces dernières, que la gestation
approche plus de son terme, c'est-à-dire que le fœtus est plus
développé (1).

Dans la théorie de l'hyperleucomatie, présentée et soutenue si magistralement par M. le professeur Gubler, la
question du volume de l'enfant intervient encore, mais à un
point de vue bien différent :

« L'albuminurie chez la femme enceinte implique, d'après
« cette manière de voir, une production excessive de sub-
« stances albuminoïdes eu égard aux besoins des deux or-
« ganismes. Mais tantôt c'est la mère qui fabrique trop, tantôt
« c'est le fœtus qui ne consomme pas assez ; d'autres fois
« les deux circonstances concourent au résultat. Si les pro-
« duits naissent avec les dimensions et le poids ordinaire, on
« doit en conclure que l'albuminurie provenait du désordre
« de l'organisme maternel. Si une mère albuminurique donne
« le jour à un enfant exigu et malingre, il y a lieu d'accuser
« l'insuffisance de celui-ci d'avoir occasionné la superalbu-
« minose sanguine et la filtration albumineuse par les reins. »

« Les enfants issus de mères albuminuriques restent sou-
« vent au-dessous de la moyenne pour le poids et le dévelop-
« pement..... Ces faits comportent deux interprétations. Ou
« bien les fœtus souffrent de la maladie de la mère, ou bien
« c'est la nutrition languissante du produit qui a, sinon déter-

(1) Leçons sur l'Éclampsie puerpérale, *Annales de Tocologie*,
p. 283, 284 et 285, n° de mai 1875. — Voir la note, page 12.

« miné, du moins exagéré l'hyperleucomatie et ses suites, en
« laissant sans emploi une partie des matériaux destinés à son
« accroissement..... La seconde explication nous paraît géné-
« ralement plus vraisemblable, mais l'observation ne permet
« pas encore de se décider dans un sens ou dans l'autre (1). »

Si maintenant, quittant le domaine des théories, nous revenons aux résultats de l'observation clinique, nous voyons les auteurs se préoccuper pareillement du volume des nouveau-nés issus de mères albuminuriques, et le désaccord régner parmi eux au sujet de l'influence qu'exerce l'albuminurie sur le développement des enfants. Rayer croyait cette influence fâcheuse (2) ; M. Blot la considère comme nulle (3) ; M. Gubler, s'appuyant sur les résultats des pesées faites par M. Blot, ainsi que sur l'opinion de MM. Depaul et Danyau, dit que les enfants issus de mères albuminuriques restent souvent au-dessous de la moyenne pour le poids et le développement.

Ces diverses considérations montrent tout l'intérêt qui s'attache à l'étude des rapports du volume de l'enfant avec

(1) Gubler, article Albuminurie du *Dict. encycl.*, t. II, p. 473.

(2) « Dans des cas où l'affection des reins (la néphrite albumineuse) existait avant la grossesse ou s'était déclarée pendant son cours, la maladie a paru exercer une influence évidemment fâcheuse sur la constitution et le développement de l'œuf ; quelquefois même l'affection des reins a déterminé l'avortement, qui, dans quelques cas, a été suivi de mort. » (Rayer, *Maladies des reins.*) Cahen admet que la néphrite albumineuse coïncidant avec la grossesse exerce presque toujours une influence fâcheuse sur le cours de la gestation, et il cite le passage précédent de Rayer à l'appui de son opinion ; mais il ne paraît avoir eu en vue que l'avortement et l'accouchement prématuré, car il ne revient pas sur la question du développement du fœtus. (Cahen, Th. citée, p. 12.)

(3) Th. citée, p. 37, et 7e conclusion.

l'existence de l'albuminurie, et justifient le désir que j'ai eu d'y apporter l'appoint de quelques observations nouvelles.

Je me propose d'examiner ce sujet à deux points de vue. Je chercherai d'abord s'il y a relation entre l'albuminurie de la mère et le sexe du produit, autrement dit, si l'albuminurie est plus fréquente dans les grossesses produisant des enfants mâles que dans celles qui donnent naissance à des enfants du sexe féminin. Il est à peine besoin d'ajouter que je ne m'inquiète de la différence des sexes qu'en raison des différences de volume qui en sont le plus habituellement la conséquence; le problème se réduit ici à un petit point d'étiologie, qu'il n'y aurait plus lieu d'examiner que tout à fait accessoirement et par pure curiosité, si j'avais pu, dans tous ces cas, peser les enfants des femmes que j'ai observées.

Je passerai ensuite en revue les résultats de mes pesées; et ici la question devient plus large, car nous avons à envisager le volume de l'enfant comme ayant pu, tantôt influer sur la production de l'albuminurie, tantôt, inversement, se ressentir du trouble de la sécrétion urinaire.

Question de sexe. — On ne peut prendre pour cette recherche que les enfants, nés à terme, de femmes chez lesquelles l'urine a été examinée pendant le neuvième mois, pendant le travail, ou peu de temps après l'accouchement (examen de la première urine); une seule raison suffit pour montrer qu'il serait illusoire de vouloir étendre une semblable étude aux autres époques de la grossesse : c'est qu'on ne pourrait alors connaître, pour chaque âge de la vie intra-utérine, que les enfants nés prématurément et les avortons, c'est-à-dire l'infime minorité des produits, et encore seraient-ce des cas pathologiques.

Sur les 113 femmes observées au point de vue de l'albuminurie gravidique, et qui nous ont fourni 27 cas d'albuminurie, 15 n'avaient pas atteint le neuvième mois; pour 5 seulement, examinées à neuf mois, le sexe de l'enfant n'a pas été
noté; les albuminuriques étaient au nombre de 4 parmi les
15 premières, et de 1 parmi les 5 autres. Il nous reste donc,
pour l'étude actuelle, 93 cas, parmi lesquels l'albuminurie a
été rencontrée 22 fois.

Ces 93 cas se répartissent d'une manière à peu près égale
entre les deux sexes, car nous avons 49 naissances de garçons contre 44 naissances de filles; quant aux 22 faits d'albuminurie, leur partage a lieu exactement, et nous en trouvons 11 de chaque côté. La proportion des cas d'albuminurie
fournis par les naissances de garçons ne diffère donc pas
sensiblement de celle que nous donnent les naissances de
filles; et même, si l'on voulait tenir compte de l'écart minime qui les sépare, on serait conduit à conclure que c'est
dans les naissances de filles qu'on rencontre le plus souvent
de l'albumine dans l'urine; mais il y aurait là une exagération évidente de la signification des chiffres.

A priori, sachant qu'au moment de la naissance les enfants mâles sont généralement plus volumineux que les filles,
et sous la préoccupation de quelques-unes des idées théoriques rappelées plus haut, on aurait pu penser que la proportion la plus forte des cas d'albuminurie se rencontrerait chez
les femmes ayant donné le jour à des garçons. Est-ce à dire
que la constatation que nous venons de faire prouve quelque
chose contre les théories qui attachent une certaine importance causale au volume du produit de la conception?
Nullement. En effet, la différence de volume entre les nouveau-nés de sexe différent n'est pas constante, et peut-être

s’est-il établi ici, entre les résultats fournis par les naissances masculines et les naissances féminines, un équilibre qui n’existerait plus dans une statistique basée sur un nombre de faits beaucoup plus considérable. Cela nous prouve simplement que, dans la majorité des cas, ces différences ne sont pas assez fortes pour entraîner des variations bien sensibles dans le fonctionnement de l’organisme maternel.

Ma conclusion sur ce sujet ne peut donc être et ne sera qu’une simple constatation de faits, sans tentative aucune dans le but d’en déduire des conséquences au point de vue théorique, et je la formulerai comme il suit :

Chez les femmes dont on examine l’urine dans le courant du neuvième mois, ou à terme et en travail, ou encore très-peu de temps après l’accouchement (analyse de la première urine), la fréquence de l’albuminurie paraît être sensiblement la même dans les grossesses masculines et dans les grossesses féminines.

Question de poids. — Je n’ai malheureusement pas pu peser ou faire peser les enfants de toutes les femmes albuminuriques que j’ai observées, et je ne puis réunir que 11 cas dans lesquels cet examen a été fait pour des nouveau-nés à terme ou (dans 2 ou 3 cas au plus) un peu avant terme. Néanmoins, en rapprochant les résultats de ces pesées de ceux qu’ont obtenus les auteurs qui se sont occupés de ce sujet, j’espère arriver à me constituer des matériaux suffisants pour servir de base à cette étude des rapports de l’albuminurie gravidique avec le poids des enfants.

Ces 11 enfants, nés de mères albuminuriques, se répartissent de la manière suivante au point de vue de leur poids :

Entre 3,500 et 4,000 grammes, 3.
Entre 3,000 et 3,500 grammes, 4
Entre 2,500 et 3,000 grammes, 2.
Entre 2,000 et 2,500 grammes, 2.

Le poids moyen d'un enfant à terme variant de 3,000 à 3,500 grammes, nous avons ainsi, sur 11 enfants, 3 au-dessus de la moyenne, 4 dans la moyenne et 4 au-dessous. Si donc nous pouvons, d'après ces chiffres, dire que le plus souvent l'albuminurie des mères n'a pas nui au développement des enfants, nous sommes obligés de reconnaître que, dans un nombre de cas relativement assez fort, elle peut être soupçonnée de n'avoir pas été inoffensive.

Examinons maintenant les faits rassemblés par d'autres auteurs.

Sur 32 femmes albuminuriques à terme observées par M. Blot (1), 1 a donné naissance à 2 filles jumelles pesant ensemble 5,500 grammes, dont 3,200 pour l'une et 2,300 pour l'autre; 5 ont mis au monde des enfants pesant plus de 3,500 grammes; 20 des enfants de 3,000 à 3,500, et 6 seulement des enfants au-dessous de 3,000. Les deux jumelles ne doivent évidemment pas être comptées séparément, mais bien ensemble, puisqu'elles représentent à elles deux le produit de conception. D'ailleurs, si l'une d'elles est au-dessous de la moyenne, cela n'a rien que de très-ordinaire et de très-naturel dans un accouchement gémellaire, et ce résultat ne pourrait en aucune façon être compris parmi ceux dans lesquels l'infériorité de poids du nouveau-né est attribuable à l'influence de l'albuminurie. Nous avons par conséquent ici, sur 32 naissances, 6 produits au-dessus de la moyenne,

____

(1) Th. citée, p. 38.

20 dans la moyenne et 6 au-dessous; les cas dans lesquels on pourrait dire que l'albuminurie a porté préjudice à l'enfant constituent donc une faible exception, et cela justifie pleinement l'opinion de M. Blot sur l'innocuité de l'albuminurie gravidique à l'égard des enfants.

Dans la statistique de l'éclampsie puerpérale de l'hôpital des Cliniques (1), je relève 13 cas d'accouchement à terme où l'albuminurie a été notée ainsi que le poids de l'enfant, et je trouve : 2 enfants pesant entre 4,000 et 4,500 gr.; 4 entre 3,000 et 3,500; 5 entre 2,500 et 3,000, et et 2 entre 2,000 et 2,500; soit 6 dans la moyenne ou au-dessus, et 7 au-dessous. L'avantage numérique est cette fois du côté des enfants dont le développement reste au-dessous de la normale, avantage minime, sans doute; mais enfin, d'après cela, nous sommes ramenés à admettre, avec MM. Depaul, Danyau et Gubler, l'influence nocive de l'albuminurie sur le fœtus.

La première et la dernière série de faits sont trop peu nombreuses pour que nous puissions accepter sans réserves les résultats qu'elles nous fournissent; néanmoins, elles ont leur importance, et doivent nous faire soupçonner d'un optimisme exagéré la manière de voir de M. Blot, malgré le nombre plus considérable des cas sur lesquels s'appuie cet auteur. Essayons donc, par la réunion de ces divers groupes de faits, d'arriver à une conclusion unique, qui concilie les opinions divergentes des auteurs en faisant la part de chacune.

Nous obtenons de cette façon un total de 56 cas, qui nous donnent 39 enfants d'un poids moyen ou au-dessus du poids

(1) *Leçons de clinique obstétricale* de M. le professeur Depaul, p. 296. Ce tableau statistique est reproduit dans la thèse d'agrégation de M. Charpentier : De l'Influence des divers traitements sur les accès éclamptiques, 1872, p. 16.

moyen et 17 au-dessous, c'est-à-dire, en chiffres ronds, les 2/3 des enfants dans la moyenne ou au-dessus, et l'autre tiers au-dessous de la moyenne.

Donc, le plus habituellement l'albuminurie de la mère n'exerce aucune influence fâcheuse sur le développement de l'enfant; mais dans un certain nombre de cas, cependant, elle peut être accusée de lui nuire.

Quand je dis que l'albuminurie peut être accusée de nuire au développement de l'enfant, et non qu'elle lui nuit, ce n'est pas que je veuille, faisant bon marché et de l'expérience de nos maîtres et des faits d'observation, nier absolument sa novicité, c'est seulement pour marquer qu'il faut se défier, en cette occasion, d'une application trop rigoureuse du « *post hoc, ergo propter hoc.* » En effet, de ce qu'une femme qui donne le jour à un enfant malingre se trouve albuminurique, nous n'en pouvons pas conclure sûrement qu'il y a relation de cause à effet entre l'albuminurie de la mère et l'état peu satisfaisant du produit. Sans doute, cette constatation acquiert de la valeur en se répétant; mais je crois qu'il y aurait exagération à vouloir toujours, en pareille circonstance, incriminer le trouble de la sécrétion urinaire. Tous les faits que nous venons d'examiner ont été observés à l'hôpital, c'est-à-dire chez des femmes qui, malheureusement trop souvent, passent leur grossesse dans des conditions hygiéniques plus ou moins défectueuses, sans pouvoir se soigner et se ménager comme l'exige cette situation, et qui, sans qu'il soit besoin de l'intervention de l'albuminurie, donnent plus fréquemment naissance à des enfants chétifs que les femmes des classes aisées (1). Nous sommes donc

(1) S'il fallait une preuve nouvelle de cette vérité bien connue, nous la trouverions dans l'examen des résultats de nos pesées d'en-

en droit de nous demander, en face d'une femme albuminurique qui donne naissance à un enfant malingre, s'il
n'y a pas simplement coïncidence, et non relation, entre
l'albuminurie de la mère et la faiblesse de l'enfant; et la
question serait probablement bien embarrassante à résoudre dans plus d'un cas. Aussi, pour arriver à apprécier,
d'une manière aussi exacte que possible, l'influence que
peut exercer l'albuminurie sur le développement des enfants, faudrait-il, à mon sens, déterminer, d'après une quantité considérable d'observations faites dans un même milieu social, combien les femmes non albuminuriques et les
femmes albuminuriques fournissent, à nombre égal, de nouveau-nés à terme d'un poids au-dessous de la moyenne;
la comparaison entre les deux proportions ainsi obtenues
permettrait de faire la part entre l'albuminurie et les autres
causes de dépérissement du fœtus, et montrerait dans
quelle mesure la première est nuisible à l'enfant. En somme,
j'admets que l'albuminurie gravidique exerce parfois une
fâcheuse influence sur le développement fœtal, mais je
considère comme sensiblement exagérée l'idée que l'on se
fait de cette influence, et je crois que de nouvelles études
sont nécessaires pour préciser la valeur qu'il convient de
lui accorder.

Nous venons de déterminer dans quelle proportion se
rencontrent, parmi les nouveau-nés issus de mères albu

fants nés à terme de mères non albuminuriques. 25 enfants ont été
pesés dans ces conditions, sans aucun choix et en quelque sorte au
hasard; or ils se répartissent comme il suit : 5 au-dessus de la
moyenne (dont 2 jumeaux, comptés comme un seul produit, et qui
pesaient ensemble 5,470 gr.), 9 dans la moyenne, et 11 au-dessous.

minuriques, les enfants au-dessous du poids moyen ; faisons
à présent la même recherche pour ceux dont le poids dé-
passe la moyenne. Mes 11 pesées m'en fournissent 3, les
32 de M. Blot nous en donnent 6, et les 13 cas de la statistique de la Clinique 2 ; soit, sur 56 produits à terme,
provenant de mères albuminuriques, 11 d'un poids au-
dessus de la moyenne, presque exactement 1/5, c'est-à-dire
une proportion assez forte. C'est-là une constatation importante et qui mérite de fixer notre attention. En effet,
si la coïncidence assez fréquente de l'albuminurie des mères
avec la chétivité des enfants auxquels elles donnent naissance permet d'établir, du premier de ces faits au second,
une relation de causalité, le résultat actuel ne nous donne-
t-il pas aussi bien le droit d'admettre, inversement, une
relation de cause à effet entre le poids exagéré du produit
et l'albuminurie de la mère ? Ou autrement dit, d'admettre
que, tandis que certaines femmes font des enfants chétifs
parce qu'elles sont albuminuriques, certaines autres deviennent albuminuriques précisément parce que leurs enfants se développent trop bien ? Quelque paradoxale que
cette dernière conclusion puisse paraître au premier abord,
il ne me semble pas plus possible de la repousser qu'il
n'était possible de rejeter la précédente ; je dirais même
qu'elle me semble moins attaquable, si je me laissais entraîner par certaines vues théoriques rappelées au début
de cet article, et si je ne voulais pas me tenir strictement
dans le domaine de l'observation. Mais ici comme tout-à-
l'heure, il faut nous souvenir que la coïncidence, même
fréquente, de deux phénomènes n'implique pas dans tous
les cas l'influence de l'un de ces phénomènes sur la production de l'autre, et il nous faut encore faire des réserves.

Nombre de femmes, en effet, dont les enfants naissent avec un poids au-dessus de la moyenne, ne présentent pas trace d'albumine dans leurs urines (1), et l'on peut, jusqu'à un certain point, arguer de cela contre l'opinion que nous venons d'émettre. Il serait donc nécessaire, pour parvenir à préciser le degré de fréquence de ces cas d'albuminurie gravidique attribuables à un état trop prospère du fœtus, de procéder d'une manière analogue à celle que nous conseillions, à la fin de l'alinéa précédent, pour arriver à la détermination des rapports de l'albuminurie des mères avec l'état peu satisfaisant des nouveau-nés. Toutefois, à défaut de la notion absolument complète qu'on obtiendrait ainsi et que je ne suis malheureusement pas en mesure d'établir, l'étude précédente me laisse cette conviction, que le développement exubérant de l'enfant doit être considéré comme l'une des causes prédisposantes de l'albuminurie; et cela nous autorise, sinon à admettre comme absolument démontré, du moins à accepter comme très-probable que plus la masse du produit est considérable, plus il y a de chances d'albuminurie pour la mère.

Maintenant, après avoir montré le fœtus, tantôt comme la victime, tantôt comme l'une des causes de l'albuminurie de sa mère, suivant que son poids est au-dessous ou au-dessus de la moyenne, je dois m'occuper des enfants d'un poids moyen, et aller au-devant des objections que l'on pourrait me faire à leur sujet. Sur les 56 cas que nous avons rassemblés, nous avons rencontré 17 enfants au-dessous du poids moyen et 11 au-dessus; restent donc 28, exactement

(1) Voir la note précédente, relative aux pesées d'enfants à terme issus de mères non albuminuriques.

la moitié du nombre total, qui se trouvaient dans la moyenne, et auxquels, par là même, ni l'une ni l'autre de mes deux dernières assertions n'est applicable. Voyons si ces 28 cas peuvent fournir quelque argument contre ce que j'ai avancé. Dût-on l'envisager seul, sans tenir compte en même temps des nouveau-nés d'un poids supérieur à 3,500 grammes, ce chiffre de 28 enfants dans la moyenne, contre 17 au-dessous, aurait encore une assez grande valeur pour montrer que, dans la majorité des cas, la leucomurie maternelle ne nuit pas au développement fœtal; de ce côté, par conséquent, nous n'avons pas d'attaque à craindre, et nous pouvons passer outre. Mais ne pourrait-on pas, s'appuyant sur ce nombre, nier l'influence du développement exagéré du fœtus sur la production du trouble urinaire, sous le prétexte que celui-ci se montre tout aussi bien, et même se montre le plus souvent, alors que les enfants ne dépassent pas le poids moyen? Nullement; car ce serait refuser d'admettre une cause à un phénomène, parce que cette cause n'existe pas toutes les fois que se produit ce phénomène. D'ailleurs, ce fait que l'albuminurie coïncide le plus ordinairement avec la naissance d'enfants normalement développés, et non avec la naissance d'enfants chétifs, ce fait, dis-je, me semble signifier bien plus pour que contre l'hypothèse d'un rapport direct entre la masse du produit et les chances d'apparition de l'albuminurie (1). Nos constatations au sujet des enfants d'un poids

(1) Cette hypothèse est bien mieux corroborée encore par les notions que l'on possède sur la fréquence de la leucomurie aux diverses époques de la grossesse. On sait, en effet, que le phénomène, rare dans les premiers mois de la gestation, devient par la suite d'autant plus fréquent que le terme est plus proche, c'est-à-dire d'autant plus fréquent que le fœtus est plus volumineux.

moyen, nés de mères albuminuriques, laissent donc entière ma conclusion relative à ceux qui, nés dans les mêmes conditions, présentent un poids au-dessus de la normale, et même elles me paraissent plutôt la confirmer indirectement.

En résumé, nous avons vu que les enfants issus de mères albuminuriques viennent le plus souvent au monde dans des conditions satisfaisantes de développement, tandis qu'un certain nombre (un tiers environ) naissent chétifs. Puis un examen plus détaillé des faits nous a montré que l'albuminurie exerce, dans un certain nombre de cas, mais peut-être moins souvent qu'on ne croit, une influence fâcheuse sur le développement du fœtus, et qu'inversement, dans d'autres circonstances, l'exubérance du volume de celui-ci mérite d'être considérée comme une des causes prédisposantes de l'albuminurie. Enfin, nous avons admis comme très-probable l'existence d'un rapport direct entre la masse du produit et les chances d'albuminurie pour la mère ; mais, si nous n'avons pas d'éléments cliniques suffisants pour mettre hors de doute l'existence de ce rapport, nous n'hésitons pas à dire maintenant que théoriquement nous y croyons.

— J'ai entrepris cette étude sous la double préoccupation des théories pathogéniques et des notions cliniques divergentes que j'ai rappelées en commençant. Chemin faisant, j'ai indiqué, toujours en m'appuyant sur les faits d'observation, dans quelle mesure j'admettais chacune de ces opinions ; mais, afin de ne pas couper, par des discussions doctrinales nécessairement un peu longues, le travail d'analyse que je poursuivais alors, je me suis abstenu, en interprétant mes résultats au point de vue théorique, de spécifier à quelle doctrine j'entendais me rallier, et je n'ai pas même relevé le désaccord flagrant qui existe entre ces interprétations et la théorie de la superalbuminose. Cette omission toute volontaire, je vais la réparer maintenant, en examinant comment mes assertions cadrent avec les diverses théories qui prennent en considération le volume du fœtus, et en faisant entre celles-ci un choix motivé.

Les chiffres que nous avons obtenus pourraient paraître, au premier abord, venir à l'appui de la théorie mécanique de la compression des veines rénales par l'utérus gravide : sur 56 enfants nés de mères albuminuriques, 11 au-dessus de la moyenne et 28 dans la moyenne, contre 17 au-dessous, c'est la majorité, et une majorité assez forte, en faveur des enfants les plus volumineux, c'est-à-dire en faveur des cas où la compression exercée par l'organe gestateur sur les vaisseaux voisins devait être la plus forte. Mais la même chose a lieu en dehors de l'albuminurie, les nouveau-nés chétifs sont toujours la minorité, et cette simple remarque enlève à la constatation précédente presque toute sa signification dans le sens que nous disons.

D'ailleurs, en admettant qu'on veuille considérer ces chiffres comme absolument favorables à la théorie en question, les arguments accumulés déjà contre elle (1) n'en subsisteraient pas moins dans toute leur force, et bien des faits n'en resteraient pas moins inexplicables. Si, par exemple, la leucomurie peut se produire alors que le développement des enfants reste au-dessous de la normale, comme nous le voyons ici 17 fois sur 56, soit un tiers des cas environ, pourquoi manque-t-elle si

(1) Gubler, article cité, p. 472. — Peter, Leçons citées, p. 283.

souventlorsque ceux-ci atteignent le développement moyen ou
le dépassent (1), lorsque, par conséquent, des conditions de
distension utérine théoriquement plus favorables à sa production se trouvent réalisées ?' Et le défaut de la doctrine
mécanique s'accuse bien plus manifestement encore, quand,
au lieu de se borner à l'appliquer aux enfants à terme, on
envisage les conditions extrêmes dans lesquelles on l'invoque
pour rendre compte du trouble de la sécrétion urinaire.
En effet, si l'on admet qu'à partir du moment où l'utérus
s'est élevé suffisamment pour se mettre en rapport avec la
veine cave inférieure et les veines rénales, l'albuminurie,
quand elle survient, est imputable à des phénomènes de
compression ; si l'on accepte ainsi un fœtus de cinq ou six
mois comme une cause de gêne circulatoire déjà assez puis-
sante pour produire un semblable résultat, comment expliquer que les femmes à terme, qui portent un produit d'un
volume beaucoup plus considérable, ne soient pas toutes ou
presque toutes albuminuriques ?

Il me semble donc impossible de soutenir la théorie de
la compression des veines rénales par l'utérus gravide,
en tant qu'explication applicable à la généralité des cas,
et de réduire ainsi à une simple question d'hydraulique
un problème aussi complexe que celui de l'albuminurie
gravidique. Et je pense qu'il ne faut voir dans la gêne circulatoire due à la pression de l'utérus, gêne dont la
constance me paraît d'ailleurs loin d'être démontrée, qu'une
condition susceptible de favoriser l'action des autres causes
de l'albuminurie, mais rarement capable à elle seule de
donner naissance à ce phénomène. On voit nettement,

(1) Voir, à l'appui de ce dire, nos pesées d'enfants nés de mères
non albuminuriques, consignées dans la note de la page 56.

d'après cela, qu'en accordant à la masse du produit une
certaine part dans la pathogénie de l'albuminurie, je ne
me suis pas placé à un point de vue purement physi-
que, et que, sans dénier absolument à la masse fœtale
toute influence mécanique, ce qui serait évidemment exagéré, je n'admets ce genre d'influence, pour la majorité des
cas au moins, qu'à titre accessoire.

L'interprétation que je donne de mes résultats est en
contradiction complète, ou à peu de chose près, avec la
théorie de la superalbuminose, dont les points capitaux
ont été cités textuellement ou résumés au début de cet
article. J'ai exposé les motifs qui me paraissent justifier
les opinions que j'ai émises; il me reste maintenant à présenter ceux qui m'empêchent d'accepter la doctrine précédente.

La superalbuminose résulte d'un défaut d'équilibre entre
la production maternelle et la consommation fœtale. Pourquoi ce défaut d'équilibre, dont l'albuminurie est la conséquence, ne se manifeste-t-il, dans l'immense majorité des
cas au moins, que dans les derniers mois de la grossesse ? La
théorie ne nous le dit pas. D'autre part, dans l'hypothèse de
l'hyperleucomatie, je comprends très-bien que les enfants se
développent convenablement, puisque le sang de leur mère,
dans lequel ils puisent les matériaux de leur nutrition,
charrie plus d'albumine qu'ils n'en peuvent consommer ; mais
je ne saisis plus comment il se fait que certains d'entre eux
puissent devenir ou rester chétifs dans ces conditions, à moins
d'être gravement malades ou menacés d'une mort prochaine.
M. Gubler, à propos de l'opinion des auteurs qui accordent à
l'albuminurie une influence fâcheuse sur le développement
de l'enfant, dit que les hémorrhagies placentaires, parfois

observées par M. Danyau, sembleraient prêter quelque appui
à cette manière de voir; « Mais, à part cette altération,
« ajoute-t-il, on ne voit pas en quoi le fœtus pâtirait de la
« dyscrasie maternelle, attendu que la surabondance d'albu-
« mine, nuisible à la mère, ne semble constituer pour lui
« qu'une source plus riche d'alimentation (1). » Or, cet argument me paraît pouvoir être retourné contre l'opinion
d'après laquelle, au contraire, la chétivité du produit exagé-
rerait l'hyperleucomatie ou en serait l'origine, et, je le
répète, je ne comprends pas, à moins de maladie grave,
dans le premier cas, comment le fœtus a pu dépérir et, dans
le second, comment il n'a pas repris, lorsque, théoriquement,
dans ces deux circonstances, le sang de la mère lui offrait en
excès les matériaux nécessaires à sa nutrition. Assurément,
les faits que cite M. Gubler, et dans lesquels l'apparition de
l'albuminurie a coïncidé avec une maladie mortelle du fœtus,
constituent un puissant argument en faveur d'une relation
de cause à effet entre le trouble de l'organisme fœtal et celui
de l'organisme maternel, et la théorie de la superalbuminose
nous les explique d'une façon bien séduisante, je le reconnais
franchement; mais nous verrons plus loin qu'on pourrait
peut-être les interpréter autrement. Du reste, même en
admettant le mécanisme précédent comme rigoureusement
démontré pour ces cas exceptionnels, je n'en persisterais pas
moins dans mon objection précédente, concernant les enfants
simplement chétifs, qu'on ne peut, ce me semble, considérer
à proprement parler comme malades. La théorie de la superalbuminose, malgré toute la considération qu'elle mérite par
elle-même et par la science de son auteur, laisse donc planer
une certaine obscurité sur divers points que je crois impor-
tants, et je ne puis m'y rattacher.

(1) Loc. cit., p. 474.

Les résultats auxquels je suis parvenu se trouvent tout à fait d'accord avec la doctrine mise en avant et brillamment défendue par M. Peter dans ses *Leçons sur l'éclampsie.* Après nous avoir montré les reins et le système utéro-ovarien reliés anatomiquement par leurs vaisseaux et physiologiquement par leurs fonctions, M. Peter nous fait suivre en quelque sorte pas à pas la marche parallèle des phénomènes qui se passent du côté de l'organe gestateur et du côté de l'organe uropoïétique. A mesure que le fœtus se développe, nous voyons, sous l'influence combinée de l'augmentation progressive de la masse du sang en circulation chez la mère, de la solidarité vasculaire qui existe entre les reins et l'utérus, et du surcroît d'activité fonctionnelle que doit déployer l'appareil urinaire, pour suffire à la double tâche d'élimination qui lui incombe par le fait de la grossesse, nous voyons, dis-je, apparaître et croître de jour en jour l'hypérémie rénale physiologique de la grossesse. Nous comprenons que ce phénomène reste d'ordinaire inoffensif, par là même qu'il est physiologique, et nous comprenons également bien que, dans d'autres cas, soit qu'il s'accentue trop, soit que des conditions spéciales à la femme le fassent moins bien tolérer, il devienne pathologique, et aboutisse finalement au passage de l'albumine dans l'urine, ou, pour nous servir de l'expression adoptée par M. Peter, à la sérumurie. Nous nous expliquons ainsi parfaitement pourquoi le trouble de la sécrétion urinaire, rare dans les premiers mois de la gestation, n'apparaît le plus ordinairement que dans les derniers, et d'autant plus souvent que le terme est plus proche, puisque l'hypérémie rénale qui en est l'origine va croissant depuis la conception jusqu'à cette dernière époque, où elle atteint son maximum d'intensité.

Cette façon d'interpréter la pathogénie de l'albuminurie n'est d'ailleurs nullement incompatible avec l'idée que cette altération de l'urine exerce une influence fâcheuse sur le développement de l'enfant, et il ne répugne aucunement d'admettre que la perturbation sécrétoire, une fois établie par le mécanisme que nous venons d'indiquer, réagisse en mal sur l'économie maternelle, et, partant, sur la nutrition du fœtus. Quant à ces faits cités par M. Gubler, dans lesquels l'apparition de l'albumine dans l'urine de la mère a coïncidé avec une maladie mortelle du fœtus, il me semble que, dans l'hypothèse actuelle, on pourrait s'en rendre compte de la manière suivante : lorsque le fœtus devient malade et succombe en très-peu de temps, la circulation utérine se trouve brusquement et considérablement réduite dans son activité, puisqu'elle n'a plus à suffire qu'à la nutrition de l'utérus seul ; or, un pareil accident du côté de l'utérus, qui jusque-là fonctionnait synergiquement avec le rein, doit avoir pour conséquence immédiate un accroissement de pression sanguine dans ce dernier, et cela d'autant plus facilement, qu'il y a en outre solidarité vasculaire entre ces deux organes ; et cet accroissement de pression, venant en quelque sorte surprendre les glandes rénales déjà hypérémiées préalablement par le fait de la grossesse, est très-susceptible de vaincre la résistance de leurs vaisseaux et de donner naissance à l'albuminurie.

Nous trouvons ainsi, avec la doctrine de M. Peter, une interprétation pour chacune des particularités que nous présente l'albuminurie gravidique, soit au point de vue de son époque d'apparition, soit au point de vue de ses relations avec l'état de l'enfant ; et, à mon sens, elle doit cet avantage à ce que, quoique ramenant tout à un seul phénomène originel, l'hypérémie rénale , elle tient compte de toutes les causes principales qui concourent à produire cette hypérémie , et n'exclut en aucune façon celles qui peuvent venir accidentellement s'y surajouter. Si tant est donc que ce problème complexe de l'albuminurie des femmes grosses comporte une solution unique, c'est la théorie de mon excellent maître qui me paraît fournir la plus satisfaisante, et je n'hésite pas à m'y rallier.

Quelques mots encore avant de terminer ce chapitre. Je désirerais attirer l'attention des observateurs sur une question qui me semble intéressante, et dont on ne paraît pas, que je sache, s'être préoccupé. Pourquoi les enfants issus de mères albuminuriques naissent-ils le plus souvent dans des conditions satisfaisantes, tandis qu'un petit nombre naissent chétifs? Pourquoi le trouble maternel, inoffensif pour ceux-ci, devient-il nuisible pour ceux-là ?

Je n'ai certes pas la prétention de résoudre complétement cette question, mais je crois que le fait peut s'expliquer, en grande partie au moins, par les considérations suivantes. Nous savons que l'albumine peut ne passer dans l'urine qu'au moment et sous l'influence du travail ; dans ce cas là, bien évidemment, l'albuminurie ne peut rien sur le développement du produit, et l'on peut, au contraire, l'attribuer, dans quelques cas, aux difficultés et à la prolongation du travail résultant du volume considérable du fœtus. Les albuminuries du travail sont donc neutres à l'égard de l'enfant, et comme nous avons lieu de les croire assez fréquentes, nous nous expliquons ainsi que, malgré l'albuminurie de leur mère, un certain nombre d'enfants viennent au monde bien développés. Restent les albuminuries gravidiques proprement dites. Or, je crois qu'il y aurait lieu de faire des distinctions parmi celles-ci, au point de vue de leur influence sur le produit, suivant qu'elles datent d'une époque reculée de la grossesse, ou qu'elles sont survenues seulement dans ses dernières périodes : dans le premier cas, et *à fortiori* lorsqu'il y a maladie de Bright préexistante à la grossesse, le trouble sécrétoire maternel a tout le temps nécessaire pour exercer sur le fœtus son action nocive ; dans le second, cette action est de trop courte durée pour pouvoir produire sur l'enfant un effet appréciable. En un mot, étant admis que l'albuminurie peut nuire à la nutrition du fœtus, son ancienneté ou sa récence pourraient probablement jusqu'à un certain point nous rendre compte des différences que l'on constate, au point de vue du développement, entre les enfants à terme issus de mères albuminuriques. Toutefois, ce n'est là qu'une hypothèse très-probable, mais à l'appui de laquelle je n'ai pas de faits à apporter, et dont la valeur ne peut être jugée que par de nouvelles recherches. Il faudrait que l'on pût surveiller, pendant tout le temps de leur gestation, un certain nombre de femmes enceintes, de manière à surprendre, dès leur début, les cas d'albuminurie qui se produiraient, et que l'on pesât ensuite les enfants au moment de leur naissance. On rassemblerait ainsi de précieux éléments qui serviraient tout à la fois à préciser le degré de nocivité absolue de l'albuminurie à l'égard du fœtus, et à déterminer dans quelle mesure cette nocivité est en rapport avec la durée du trouble de la sécrétion urinaire maternelle. Mais des observations de ce genre ne pourraient guère être rassemblées qu'en ville, par des médecins à même de suivre leurs malades pendant leurs grossesses ; à l'hôpital, malgré le nombre beaucoup plus considérable de femmes que l'on a à soigner dans un même laps de temps, elles sont à peu près complétement impossibles, car les malades n'arrivent habituellement que juste pour accoucher, et il est exceptionnel qu'on parvienne à une notion tant soit peu précise sur la date du début de la leucomurie.

CONCLUSIONS

Avant de résumer, sous forme de propositions, les divers ses notions que je crois avoir confirmées ou établies dans ce travail, il ne sera pas inutile de rappeler brièvement l'importance clinique du sujet qui nous occupe.

L'albuminurie est, on le sait, le phénomène concomitant le plus constant, sinon la cause de cette épouvantable maladie qu'on appelle éclampsie; elle peut, d'autre part, sans avoir d'aussi funestes conséquences immédiates, nuire au développement du fœtus, devenir l'origine d'hémorrhagies après l'accouchement, ou encore passer à l'état chronique et entraîner des lésions plus ou moins graves du côté des reins. A ces divers titres, et en raison de l'incertitude qui plane bien souvent sur son issue, elle mérite de préoccuper sérieusement le médecin. Elle le mérite d'autant plus, que bien souvent elle ne se traduit par aucun symptôme, et passe inaperçue si l'on n'analyse pas l'urine; pour peu qu'on l'étudie au lit des malades, on ne tarde pas à reconnaître que si parfois quelques signes particuliers mettent sur la voie du diagnostic, l'examen chimique de l'urine peut seul donner une certitude. Aussi suis-je d'avis qu'il est de toute nécessité de répéter de temps à autre cet examen chez les femmes enceintes, surtout pendant les derniers mois de la grossesse : oublier cette précaution, c'est s'exposer à méconnaître un trouble contre lequel la thérapeutique peut beaucoup, si l'on intervient à temps, et qui, dans le cas contraire, peut persister à l'état latent et se révéler tout à coup par des

accidents aussi graves que difficiles à conjurer. Ces considérations montrent l'intérêt de mes recherches et les justifient;
celles-ci, à leur tour, rappelleront peut-être l'attention sur
un sujet que l'on a, je crois, un peu de tendance à négliger
cliniquement.

J'ai signalé au cours de ce travail un certain nombre de
points que j'ai eu le regret de ne pouvoir élucider, et qui
me paraissent mériter d'être étudiés à nouveau ; à défaut
du plaisir que j'aurais eu à combler moi-même ces lacunes,
je m'estimerai heureux si mes réflexions peuvent inspirer
à d'autres le désir de le faire.

Les propositions qui vont suivre sont le résumé, sous
forme très-abrégée, des conclusions que l'on a lues à la fin
de chaque discussion ; j'ai pensé qu'il y aurait avantage à
supprimer ici des détails qu'on pourra retrouver facilement
ailleurs, et à ne laisser subsister qu'un énoncé sommaire
des résultats obtenus :

1° L'albuminurie est un accident assez fréquent chez les
femmes grosses, en travail, ou récemment accouchées.

2° Elle est beaucoup moins fréquente pendant la grossesse
même qu'au moment de l'accouchement, et bon nombre de
fois elle ne survient que pendant cet acte lui-même.

3° Il y a donc lieu d'en distinguer deux formes : l'albuminurie gravidique proprement dite, et l'albuminurie du
travail, et de tenir compte de cette distinction, si l'on veut
se faire une idée exacte de la fréquence de l'albuminurie
uniquement imputable au fait de la gestation.

4° Les primipares sont beaucoup plus exposées à cet
accident que les multipares.

5° La prédisposition varie aussi d'un âge à un autre, et atteint son maximum chez les femmes les plus jeunes.

6° La fréquence de l'albuminurie paraît rester sensiblement la même dans les grossesses masculines et dans les grossesses féminines.

7° L'albuminurie n'exerce le plus souvent aucune influence fâcheuse sur le produit de la conception, et l'on peut même dire, d'une façon générale, que plus le fœtus est volumineux, plus il y a de chances d'albuminurie pour la mère.

8° Dans quelques cas, l'albuminurie réagit à son tour sur le fœtus et nuit à son développement, mais on s'est très-probablement exagéré cette novicité.

9° Quoi qu'il en soit, cette influence nuisible n'appartient qu'aux albuminuries datant de la grossesse, et l'on est en droit de penser qu'elle est subordonnée en grande partie à la date plus ou moins reculée du début de l'albuminurie.

Paris. — A. PARENT, imprimeur de la Faculté de Médecine, rue M.-le-Prince, 29-31.

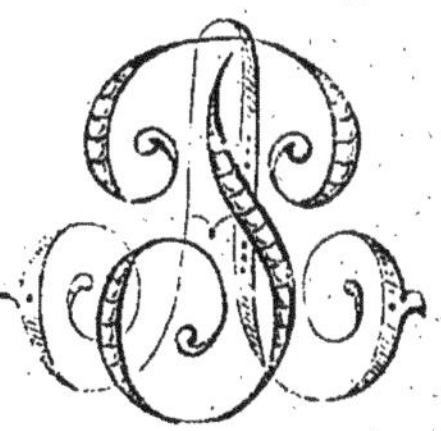